TRAITEMENT

DE LA

FIÈVRE TYPHOÏDE

PAR LES BAINS FROIDS

PAR

FRANTZ GLÉNARD,

INTERNE DES HÔPITAUX DE LYON

PREMIÈRE PARTIE :

Traitement spécifique de la fièvre typhoïde par la méthode du docteur Brand
(de Stettin)

DEUXIÈME PARTIE :

Du traitement de la fièvre typhoïde par les bains froids a Lyon
(juillet 1873 — janvier 1874)

LYON

LIBRAIRIE MÉDICALE DE J.-P. MÉGRET

QUAI DE L'HÔPITAL, 57

1874

TRAITEMENT DE LA FIÈVRE TYPHOÏDE

PAR LES BAINS FROIDS

TRAITEMENT

DE LA

FIÈVRE TYPHOÏDE

PAR LES BAINS FROIDS

PAR

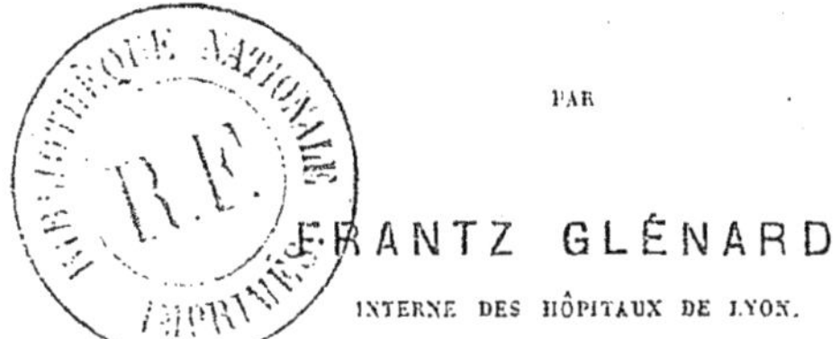

FRANTZ GLÉNARD,

INTERNE DES HÔPITAUX DE LYON.

PREMIÈRE PARTIE :

Traitement spécifique de la fièvre typhoïde par la méthode du docteur Brand
(de Stettin).

DEUXIÈME PARTIE :

Du traitement de la fièvre typhoïde par les bains froids à Lyon
(juillet 1873 — janvier 1874).

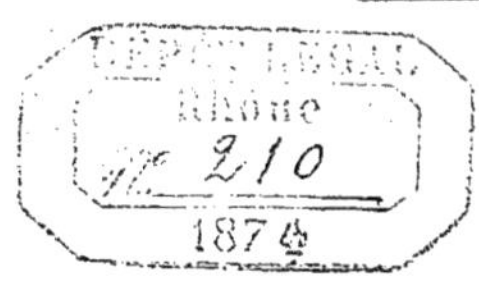

LYON

LIBRAIRIE MÉDICALE DE J.-P. MÉGRET

QUAI DE L'HÔPITAL, 57.

1874

Lyon. — Imp. Aimé Vingtrinier.

TRAITEMENT SPÉCIFIQUE

DE LA FIÈVRE TYPHOÏDE

PAR LA MÉTHODE

DU DOCTEUR BRAND

(DE STETTIN)

—————·›››✕‹‹·—————

Administrer l'eau froide au typhique, n'est point
traiter le typhique par l'eau froide.

BRAND.

Un traitement spécifique est celui qui exerce une action spéciale sur telle ou telle maladie en particulier, et qui en prévient le développement ou *en procure presque constamment la guérison.* (Dict. de Nysten).

J'ai hésité bien longtemps à joindre au mot traitement l'épithète de *spécifique*, à cause de l'abus qu'on a fait de cette expression, abus tel que son emploi, loin de persuader, commandait la défiance ; mais l'acception vraie de ce terme s'impose, à mon avis, dans le sujet que j'aborde ; cette acception est, en effet, la seule qui permette d'exprimer en un mot cet aphorisme de Brand :

Toute fièvre typhoïde traitée régulièrement dès le début par l'eau froide sera exempte de complications et guérira,

Loi qu'il affirme à douze années d'intervalle, aujourd'hui comme en 1861, et à laquelle il ajoute comme corollaire que, dans la description didactique de la fièvre typhoïde traitée par sa méthode, il faudra désormais supprimer les chapitres relatifs au pronostic et aux complications.

Qu'on ne m'accuse pas dès à présent d'enthousiasme juvénile ! j'ai puisé ma profonde conviction aux leçons même de l'auteur, mon vénéré maître, bienfaiteur et ami, le docteur Brand (1), qui,

____

(1) Le nom de Brand est connu à Lyon de tous les gens de cœur qui, pendant la dernière guerre, se sont préoccupés du sort des soldats français

pendant les cinq mois de captivité que je passai à Stettin, me fit assister au traitement par l'eau froide de 93 typhiques ; cette conviction s'est affirmée encore, si c'est possible, par l'observation de 13 malades que j'ai traités moi-même à l'hôpital de la Croix-Rousse. A ce propos, qu'il me soit permis d'exprimer ici publiquement ma gratitude à mon chef de service, M. le docteur Élie Faivre, pour la confiance qu'il a bien voulu me témoigner en croyant à ma conviction et en m'autorisant à appliquer la méthode Brand à ses malades, pour le désintéressement et la gracieuseté dont il fait preuve en me permettant de publier le résultat de mes observations ; je prie, au même titre, mon ami, M. le docteur Vinay, qui depuis un mois remplace M. Faivre, d'accepter mes remercîments pour la bonne grâce avec laquelle il a laissé à ma responsabilité la pleine et entière direction du traitement.

Enfin, je crois être ici le sincère interprète des hommes de progrès, qui savent de combien d'obstacles sont entourées les moindres réformes dans les hôpitaux, en louant hautement l'esprit profondément libéral et humanitaire dont a fait preuve l'Administration de l'hôpital de la Croix-Rousse en cette occasion. En effet, non-seulement elle a accueilli avec un empressement rare l'innovation qui lui était présentée comme utile aux malades, mais encore elle a rendu le succès possible par les moyens qu'elle a mis à notre disposition, et, entre autres, par le choix d'excellents infirmiers. Bien plus, en présence des résultats obtenus, elle a agité la question éminemment pratique de l'opportunité à créer, en temps d'épidémie, un service spécial des typhiques traités par l'eau froide.

La méthode Brand, dont je poursuis depuis deux ans et demi l'application dans les hôpitaux, mérite en effet tous ces égards. Il faudrait un volume pour la développer convenablement ; heureusement, et parce que cela me permettra d'être bref, ce volume existe, c'est un ouvrage vraiment monumental dans la matière ; chaque page, chaque ligne doit en être méditée ; tout y a été prévu,

en captivité à Stettin (23,000 prisonniers). Brand fut leur bienfaiteur, et, à ce titre, il a reçu du gouvernement de M. Thiers un témoignage exceptionnellement flatteur de la reconnaissance nationale.

observé, réfuté ; on y voit l'apôtre convaincu voulant pénétrer les lecteurs de sa conviction, par amour de l'humanité plus encore que par fièvre scientifique. Cet ouvrage, que je compte traduire prochainement, a pour titre : *Die Hydrotherapie des typhus*. Stettin, 1861.

J'esquisserai à grands traits l'origine et la pensée de la méthode, afin d'en montrer, autant que je pourrai, le côté rationnel. Après avoir ainsi justifié le choix du traitement, j'examinerai le typhique aux prises avec les bains froids, le comparant, chemin faisant, au typhique non refroidi ; enfin, j'insisterai tout particulièrement sur le côté pratique, le *modus faciendi,* tel que le décrit Brand, tel que je l'ai pratiqué sur mes 13 malades.

Cette dernière partie constitue le véritable but de mon travail, car j'admets d'avance, et ce sera ma conclusion, que cette méthode de traitement d'une maladie dont la fréquente incurabilité justifie encore aujourd'hui le nom ancien d' « opprobre de l'art », sera tentée par tous, surtout en ce moment où la fièvre typhoïde paraît sévir épidémiquement à Lyon.

Les résultats obtenus à la salle Saint-Pothin ont justement attiré l'attention, et, bien que je me fusse proposé d'en garder la primeur pour ma thèse inaugurale, je m'empresse, en vue de l'intérêt commun, de répondre à l'honneur que me fait le Comité de rédaction du *Lyon Médical,* en me demandant un rapport sur les malades que j'ai traités par la méthode de Brand.

Enfin, je ne parlerai du trop faible délai qui m'a été donné que pour prier le lecteur de vouloir bien m'en tenir compte.

I. — *Théorie de la méthode.*

Dans une brochure que Brand fit paraître en 1868 (*Die Heilung des typhus*. Berlin, Hirchswald), sa première phrase est la suivante :

« Depuis Hippocrate, on connaît l'efficacité de l'eau plus ou
« moins froide sur des symptômes isolés du processus typhique;
« mais son emploi méthodique, pendant la durée entière de la
« maladie, date de Currie : car, avant lui, on avait seulement en
« vue de lutter contre des symptômes isolés. Currie est le fon-
« dateur de l'hydrothérapie du typhus. »

Je reviendrai sur cette phrase.

Brand, étudiant ensuite les travaux postérieurs à son « hydro-thérapie du typhus », établit sa priorité sur les œuvres de Ziems-sen (1866), Jürgensen (1866), Murchison (1865), constate que ses conclusions ont été vérifiées et confirmées par les travaux de Mosler, Bartels (Greisswald, 1864), Ratjen (Kiel, 1864), (Grüne-wald et Rauchfüss (Saint-Pétersbourg, 1864), Barth (Dorpat, 1866); il discute ensuite les appréciations que Griesinger a formulées sur sa méthode, et repousse la fausse interprétation de Fleury (*Traité thérapeutique et clinique d'hydrothérapie*. 1866), qui l'a peut-être cité d'après d'autres auteurs.

Nous apprenons plus loin qu'en Russie, ordre a été donné par le gouvernement à tous les journaux d'insérer un rapport, sur la méthode Brand, du professeur von Zdekauer, qui s'en déclare le plus chaud partisan et insiste sur la nécessité de sa propagation.

Quelle est donc cette méthode, qui présente un historique déjà considérable en si peu de temps ? Quel est son point de départ ? En quoi consiste-elle ?

Je ne puis mieux faire, pour répondre à cette question, que de mettre sous les yeux du lecteur la théorie que Brand exposait l'an dernier, pour la première fois, dans un journal scientifique de Vienne (1), et dont je traduisis à cette époque quelques fragments pour le *Lyon Médical*. Je m'expose à l'accusation de redite, je le sais fort bien ; néanmoins, ceux qui la connaissent, aussi bien que ceux qui ne la connaissent pas, m'accorderont, après m'avoir lu, je l'espère, que rien n'aurait pu jeter une aussi vive lumière sur la méthode de traitement qu'une théorie s'adaptant si bien d'un côté aux résultats cliniques obtenus par l'emploi de l'eau froide dans le traitement de la fièvre typhoïde, de l'autre, justifiant si parfaitement les tentatives poursuivies dans cette voie nouvelle.

Cette théorie est basée sur les effets qu'on obtient en dirigeant l'hydrothérapie de telle sorte que le typhique soit maintenu dans une apyrexie à peu près complète pendant toute la durée du pro-cessus, jour et nuit bien entendu ! Je m'explique : si les bains sont assez fréquents, assez froids, assez prolongés pour que l'abaisse-ment de la température du fébricitant soit de $1°,5$ à $2°$ cent.,

____

(1) *Wiener medizinische Wochenschrift*, 1872, n° 6.

comme cet abaissement de température persiste une heure après
le bain et que l'élévation consécutive ne s'opère que très-lente-
ment, le malade présentera, après chaque bain et pendant deux
heures, plus longtemps même, suivant l'état de la maladie, une
température de 38°5 à 37°5, c'est-à-dire presque ou tout à fait
normale, réserve faite des trois ou quatre premiers jours, pendant
lesquels la lutte se fera à armes moins égales, tant que la température oscillera au-dessus ou autour de 40° cent.

Or, et je laisse la parole à Brand : « Ce qui me frappe le plus,
« ce qui a le plus frappé tous les observateurs, c'est l'absence
« des symptômes typhiques, lorsque le processus morbide est
« traité par l'eau froide dès le début, ou leur disparition, s'ils se
« sont déjà manifestés ; d'un autre côté, leur réapparition, aussi-
« tôt que l'hydrothérapie est suspendue.

« D'après cela, n'est-on pas tout naturellement porté à trouver
« une certaine analogie entre le processus typhique et celui de
« la fermentation ?

« Si l'on mélange, à une température déterminée de 15 à 16°
« une solution d'orge avec une quantité convenable de levure,
« on voit se développer, avec des phénomènes tumultueux et une
« élévation de température atteignant 35°, une fermentation dont
« le produit, l'alcool, sera constitué, au bout d'un intervalle de
« temps déterminé, ordinairement trois jours.

« Maintient-on artificiellement, au contraire, ce mélange à la
« température de 16° ou au-dessous, en d'autres termes, pré-
« vient-on, par l'application extérieure du froid, l'élévation de la
« température, on voit la fermentation s'arrêter ou prendre une
« marche défectueuse et l'excrétion d'alcool réduite à zéro.

« Mais, éloignez de nouveau les agents réfrigérants, — dans
« l'intervalle de ces trois jours —, vous verrez alors la fermen-
« tation reparaître, la température s'élever comme avant, et
« l'alcool se dégager en quantité aussi grande que s'il n'y avait
« eu aucun temps d'arrêt dans l'expérience.

« Comparons, terme à terme, les deux processus : l'orge avec
« le sang, la levure avec le poison typhique, les phénomènes
« tumultueux avec les symptômes typhiques ; d'un côté, l'éléva-
« tion de température, de l'autre, l'acmé de la fièvre ; l'alcool avec
« le produit typhique ; la durée ici de trois jours, là de trois

« semaines ; nous voyons que les résultats de l'expérimentation
« d'un côté concordent avec les effets de l'hydrothérapie de l'autre,
« et que, dans les deux cas, il n'y a ni phénomènes, ni production.
« Ici, le mélange, altéré au bout de trois jours, n'est plus bon à
« rien ; là, au bout de deux ou trois semaines, revient la santé,
« confirmation de la puissance curatrice de l'organisme. »

J'avais donc raison en annonçant que l'exposé de cette théorie
mettrait au grand jour le rôle de l'hydrothérapie dans la fièvre
typhoïde, son essence, sa raison d'être.

Il me paraît clairement démontré par ce qui précède, sans que
j'aie à invoquer de nouveau les œuvres de Brand, que, pour lui,
la fièvre typhoïde a une tendance toute naturelle vers la guérison ;
que la température joue le rôle prépondérant relativement à l'évolution, et surtout à l'issue de la maladie, en troublant les allures
d'une affection bénigne à cycle régulier, en favorisant la production du dépôt dit typhique, poison de l'organisme, agent de
tous les modes de dégénérescence du processus.

On voit, en outre, pourquoi l'affection doit être traitée dès le
début ; pourquoi, mais à cette condition seule, on peut affirmer
la guérison ; pourquoi, enfin, le traitement doit s'étendre régulièrement à toute la durée de la maladie, en d'autres termes,
jusqu'à ce que l'entité morbide soit suffisamment détruite pour
qu'on n'ait plus à redouter cette élévation de température nécessaire à la formation du produit ou dégénération.

D'un autre côté, ce produit nocif, délétère, une fois formé,
peut ne point avoir dès lors une action mortelle sur l'organisme,
et si à ce moment on enraye les nouvelles causes de dégénération,
de production, on peut espérer ramener la maladie dans ses voies
naturelles (1).

(1) Conclusions bien différentes, qu'on me permette de le dire en passant, de celles de Currie (1798), le seul auteur auquel on puisse avec
quelque vraisemblance attribuer une priorité sur Brand. L'auteur anglais,
auquel Brand consacre cinq pages empreintes du sentiment de la plus vive
admiration, admet l'efficacité de l'eau froide, non pas en tant que réfrigérante, mais en tant qu'excitante, et il arrive par un chemin très-opposé,
comme on voit, à formuler l'application réitérée de l'eau froide. On sait,
du reste, que Currie, qui ne connaissait pas la fièvre typhoïde, s'est adressé
uniquement au typhus pétéchial, et encore réservait-il l'hydrothérapie pour

Ainsi donc, de ces considérations qui me paraissent découler si naturellement de la théorie de Brand, je puis conclure :

Toute fièvre typhoïde traitée régulièrement et dès le début par l'eau froide sera exempte de complications et guérira.

Toute dégénération traitée par les bains froids présentera plus de chances de guérison qu'avec tout autre méthode.

Il n'y a *aucune contre-indication, quelle qu'elle soit* (sauf la perforation !) le danger étant plus haut placé, plus pressant, et les cas où la malignité du processus est le plus caractérisée sont ceux contre lesquels la lutte doit être le plus active, car il reste toujours un espoir de guérison.

Et enfin, tout mode de réfrigération basé sur un principe autre que celui qui prévient l'élévation de la température au lieu de l'attendre pour la combattre — comme font toutes ces méthodes hybrides qui donnent un, deux bains par jour, abandonnant le processus à lui-même pendant la nuit, au moment où les exacerbations sont le plus nuisibles — ce mode de réfrigération, dis-je, n'est qu'une cruauté pour le malade, puisqu'il ne répond pas aux exigences de la théorie.

Mais, répondra-t-on fort justement à Brand, il n'y a rien absolument qui ne soit hypothétique (1) dans votre théorie. Heureusement, nous ne sommes pas à bout de ressources ; aussi bien j'ai hâte, après ces très-longs mais indispensables préliminaires, d'aborder la pratique, et je laisserai au lecteur le soin facile de vérifier ensuite les déductions théoriques.

II. — *Application de la méthode.*

Pour ne pas fatiguer le lecteur par une énumération monotone ; d'un autre côté, afin de ne pas prolonger inutilement ce travail en y relatant les observations isolées des malades, je ne crois pas qu'il y ait inconvénient à grouper en une observation-type imagi-

---

les seuls cas exempts de complication, pour le typhus normal, et à la seule condition qu'on le traitât dès le début.

(1) Brand est le premier à reconnaître le côté hypothétique de sa théorie ; mais c'est la seule, dit-il, qui indique la voie à suivre et les errements à éviter dans l'emploi de sa méthode.

naire l'histoire des treize typhiques de la salle Saint-Pothin (1).
J'aurai ainsi tous les symptômes sous la main ; ils seront vivants,
si je puis m'exprimer ainsi, et l'application de la méthode se fera
sous les yeux du lecteur. Je n'ajouterai rien, du reste, à cette
observation-type qui ne puisse se rencontrer dans la pratique sur
le même malade ; je prendrai un cas moyen, grave, duquel on
doit conclure *à fortiori* pour les cas légers. Je me crois autorisé
par ceci, que la conduite du médecin est identiquement la même
dans tous les cas, que l'eau froide a toujours la même influence
sur les mêmes symptômes, à employer ce procédé si défectueux,
j'en conviens, sous beaucoup d'autres rapports.

On apporte donc un malade qui, il y a huit jours, après
quelques prodromes qu'il ne peut rattacher à aucune cause appré-
ciable, a été saisi de frissons et a dû se mettre au lit ; il se plaint
continuellement d'une fatigue générale, d'une céphalalgie intense,
persistante, de vertiges ; il a perdu l'appétit, a eu de la diarrhée
dès les premiers jours ; d'abondantes épistaxis se sont renouvelées chaque matin ; enfin, depuis deux jours, il est plongé dans
une somnolence dont on a la plus grande peine à le tirer. Subdelirium.

A l'examen, nous lui trouvons le facies profondément typhique,
hébété ; nous pouvons à peine le faire sortir de sa torpeur et
sommes obligés d'élever la voix pour nous faire entendre, de mimer
pour nous faire comprendre. La pâleur est répandue sur la face,
amaigrie et plaquée de rouge sur les joues ; le nez est rouge et
pincé, les narines sont pulvérulentes et la respiration superfi-
cielle fait entendre un bruit nasal. Les lèvres sont sèches, gon-
flées, couvertes de croûtes noirâtres, fissurées en quelques points.
Les gencives sèches, avec liseré rouge et enduit nacré ; les dents,
ternes, ont leur contour masqué par des fuliginosités. La langue,
que nous avons la plus grande peine à faire sortir, est animée
d'un tremblement fibrillaire : elle est sèche, rouge et humide à la
pointe, blanchâtre sur les bords et sa face supérieure presque
ligneuse, granitée, noire. Le ventre est météorisé, donne un son
tympanique ; la fosse iliaque droite est un peu empâtée ; par la

(1) Ces observations feront le sujet d'une prochaine communication à la
Société des sciences médicales.

pression, on y produit du gargouillement et une douleur sourde, que le malade a tout au plus la force de manifester. La rate est notablement hypertrophiée (n° 10) (1). Quelques taches rosées. Diarrhée. Chaleur mordicante de la peau. Pouls fréquent à 100, très-dicrote. Température rectale à 40°9.

Si nous auscultons la poitrine, nous trouvons des signes d'engouement pulmonaire aux deux bases, l'une des bases présente même une respiration soufflante (n° 45). Dans toute l'étendue des poumons, respiration sibilante, mêlée de nombreux râles sous-crépitants, qu'on retrouve même aux deux sommets en avant (n° 50, qui présentait une teinte cyanotique bien accusée), et le malade n'a pas la force de tousser, d'expectorer. Les urines renferment de l'albumine (n° 48 *bis*).

Tous ces symptômes, sauf ceux numérotés, sont fidèlement décrits d'après le n° 43, qui entra en convalescence après vingt-deux jours de traitement et cent cinquante-sept bains.

C'est bien là, si je ne me trompe, le tableau de l'*adynamie*, une des formes les plus graves de la fièvre typhoïde. La thérapeutique usuelle ne nous donne aucune arme, et nous pourrions, sans bien nous avancer, prévoir une issue funeste ou tout au moins faire déjà nos réserves sur le pronostic. En présence de l'impuissance incontestable qui laisse mourir 18 à 25 pour 100 des fièvres typhoïdes, pourquoi hésiter devant l'application d'une méthode que l'auteur nous présente en nous affirmant, après l'avoir étayée sur une observation de douze années (il la maintient aujourd'hui, et sans y avoir rien changé depuis sa monographie, avec plus de conviction que jamais), en nous affirmant cet aphorisme, qu'il a découvert : « Toute fièvre typhoïde traitée régulièrement et dès le début par l'eau froide sera exempte de complications et guérira. »

Essayons donc. Nous sommes au début, puisque la maladie n'a pas dépassé le huitième jour, et pour faire accepter notre méthode, disons à la famille que nous répondons de la guérison, et que cette méthode est la seule qui nous donne le droit d'en répondre.

(1) Les chiffres numérotés indiquent le malade chez lequel le symptôme a été observé.

Ainsi compromis, nous nous conformons scrupuleusement aux préceptes de Brand. On comprend que, suivant la théorie exposée plus haut, le médecin ait le choix entre tous les réfrigérants connus, leur application régulière et méthodique étant la seule condition indispensable au succès : ainsi donc, à part les ingesta connus, dont l'inefficacité est avérée (digitale, quinine, vératrine, alcool, etc.), il pourra s'adresser aux compresses froides, aux lotions diverses, à l'arrosage dans un bain vide, au drap mouillé (mais changé coup sur coup, car son maintien pendant deux, trois heures en fait un agent diaphorétique, qui hyposthénise le malade, et je n'ai jamais trouvé une différence, même de 0°1, entre les températures prises avant et après son application). Les convenances, la position sociale en décideront. Brand préfère le grand bain froid, en général très-commode, très-pratique et dont l'action ne dépend pas du zèle de l'infirmier ; il le préfère au bain graduellement refroidi, qui ne produit pas le choc, l'étonnement, regardés par lui comme salutaires dans le premier. Nous choisirons donc les *grands bains froids*, et prendrons deux infirmiers, l'un pour le jour, l'autre pour la nuit.

Conformément au plan que je me suis tracé d'envisager la méthode Brand en tant qu'elle a une action curative sur la fièvre typhoïde *en général* (pathologie médicale), et non-seulement sur des cas particuliers (clinique), je décrirai au même *point de vue général* comment on doit procéder, ce qu'on observe, quels résultats on obtient en traitant le type que j'ai choisi, le plus fréquent, le plus grave, l'adynamique.

Notre malade (temp. rect. 40°9) est donc porté au bain ; sa chemise enlevée au moment où il va être plongé dans l'eau (1). Je dois prémunir ici contre l'indicible serrement de cœur dont sera saisi le médecin qui emploie ce mode de traitement pour la première fois et qui lui fera se demander si le malade n'eût pu guérir sans l'eau froide, ou, tout au moins, s'il pourra supporter cette épreuve sans tomber en syncope, etc.; mais le médecin aura toujours présent à l'esprit l'aphorisme de Brand, qui devrait être écrit en lettres d'or à l'entrée de la salle de bain.

---

(1) A la Croix-Rousse, le bain est placé dans une salle adjacente à celle des malades.

Le malade est plongé *jusqu'au cou* dans l'eau, dont la température est de 20° cent. et, aussitôt, la tête est arrosée d'eau froide marquant 6 à 8°; détail important surtout dans le cas où le malade présenterait des symptômes cérébraux. Les jours suivants, lorsque le système nerveux sera apaisé, l'eau à la température du bain suffira (1). — Cette affusion ayant duré de une à deux minutes, l'infirmier frictionne, masse dans l'eau les membres du typhique pendant trois à quatre minutes. Enfin, le malade est laissé en repos. A ce moment déjà, on observe une transformation : le patient, qui paraissait inconscient, commence à se plaindre ; la langue s'humecte, le visage prend un ton plus uniforme, un aspect plus normal, et l'hébétude fait place à l'anxiété ou plutôt à l'étonnement. Il y a à peine huit minutes que le malade est au bain, que l'on voit éclater un frisson intense : les dents s'entrechoquent, les papilles soulèvent l'épiderme, le dartos se rétracte ; la respiration devient haletante et des efforts de toux donnent à plusieurs reprises issue à une masse concrète de mucosités bronchiques ; il y a quelquefois une selle ou une miction involontaire ; le malade manifeste la plus grande anxiété, fait effort pour sortir de l'eau. Le tableau est bien fait pour effrayer le médecin, qui doit alors, plus que jamais, se souvenir de l'aphorisme ! Le malade claquera des dents, anhélera, mais il restera quinze minutes dans l'eau. — Au moment de la sortie du bain (dont la durée doit toujours être de quinze minutes, même si le frisson apparaît dès le début ; plus longue s'il tarde à survenir), on renouvelle l'affusion sur la tête, telle que je l'ai décrite.

Il est sorti du bain ; nous observons qu'il peut se soutenir sur ses jambes, retenu par le bras de l'infirmier, il présente, à ce moment, grelottant de froid, violacé, agité comme une feuille par le vent, un aspect vraiment piteux à fendre l'âme ! Hâtons-nous de le transporter dans son lit, après lui avoir, sans l'essuyer, remis sa chemise ; une couverture de laine a été préparée pour lui envelopper les pieds, le matelas et le coussin doivent être un peu durs et ne pas se laisser déprimer par le poids du corps, qui

(1) A la salle Saint-Pothin, je leur fais tout simplement mettre la tête sous le robinet : c'est là le temps de l'opération qu'ils paraissent le plus apprécier.

sera recouvert d'un drap seulement en été (on y ajouterait une légère couverture de laine en hiver). C'est alors que nous lui administrons un léger potage *tiède*, et par dessus, une gorgée de vin vieux ; puis nous l'abandonnons à l'achèvement de son frisson ; qui peut durer quinze à vingt minutes, quelquefois même *une heure* (1).

Ici se placent quelques remarques :

La température du bain s'est élevée de 2 degrés.

La température du malade, prise dans le rectum, marque un abaissement de 1°1. (*Voir la courbe thermométrique.*)

Quant au pouls, les tracés ci-joints, pris l'un immédiatement avant le bain, l'autre quelque temps après (à cause du frisson),

(1) Il m'a paru intéressant d'étudier la durée de l'action du bain froid sur la température du malade. Je soumets des chiffres relevés sur le n° 48 bis actuellement en voie de guérison. Pour la première expérience, la température rectale a été prise de demi-heure en demi-heure dans l'intervalle de deux bains :

A 7 h. moins 1/4, avant le bain : 39,2.

A 7 h., de suite après le bain	7 h.1/2	8 h.	8 h.1/2	9 h.	9 h.1/2	10 h.
38,5		38,5	38,6	38,6	38,7	39,7	39,7

Pour la seconde, le thermomètre fut placé dans le rectum de suite après le bain ; il y fut laissé à demeure pendant trois heures, de telle sorte que l'on pût lire la température toutes les cinq minutes *sans réveiller le malade* (ce qui excuse mon expérience) :

Avant le bain : 39,6

De suite après le bain et toutes les cinq minutes :

Première heure :			Deuxième heure :			Troisième heure :		
38,4	38,5	38,6	38,7	38,8	38,9	39,2	39,4	39,5
38,4	38,6	38,7	38,7	38,8	39	39,2	39,4	39,6
38,4	38,6	38,7	38,8	38,9	39,1	39,3	39,5	39,6
38,5	38,6	38,7	38,8	38,9	39,1	39,3	39,5	39,6

A comparer avec les résultats annoncés dans la partie théorique de ce travail.

On voit qu'il n'y a pas de réaction, autrement le bain serait dans ce cas excitant et non réfrigérant.

J'ajouterai que la mensuration de la température, constatée dans l'aisselle de suite après le bain m'a toujours donné un abaissement de 3 degrés au moins sur la température axillaire prise avant le bain, résultat facile à expliquer.

tracés que je crois être le premier à avoir observés, sont plus éloquents que tout ce que je pourrais dire (1).

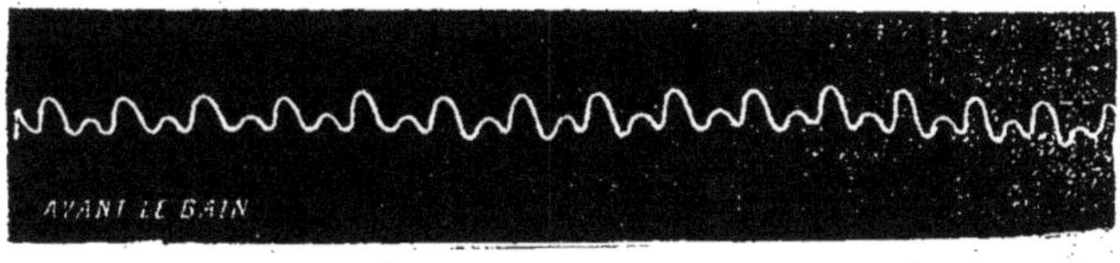

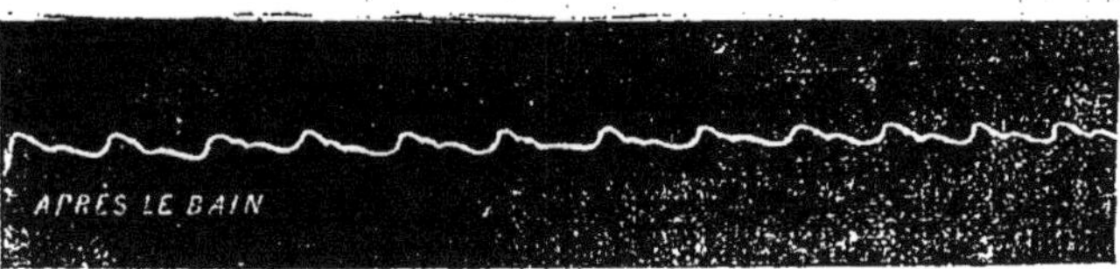

Quoi qu'il en soit, l'ordonnance est la suivante :

L'infirmier prendra toutes les trois heures, jour et nuit, la température rectale du malade et lui donnera un bain de 20° cent. et de 15 minutes de durée, toutes les fois que le thermomètre, placé dans le rectum pendant cinq minutes, marquera plus de 38°5.

Comme régime : alimentation liquide *après chaque bain*, c'est-à-dire, toutes les trois heures, alimentation qu'on pourra varier ainsi qu'il suit : lait, café ou thé au lait, bouillon de viande de veau ou de mouton, soupes de gruau, de pâtes avec un peu d'extrait de viande ; *toujours tiède ;* de plus, on fera boire tous les quarts d'heure, au malade, bon gré mal gré, à moins qu'il ne sommeille *paisiblement,* une gorgée d'eau glacée ; comme notre malade est très-adynamique, — et le pouls surtout pourra toujours guider notre appréciation —, il prendra une petite cuillerée de vin vieux immédiatement avant chaque bain.

(1) Ces tracés me paraissent venir complètement à l'appui de la théorie de Marey sur le dicrotisme, surtout si l'on rapproche cette action de l'eau froide sur le pouls de celle que je suppose dériver du grand sympathique (moteur d'après Cl. Bernard) sur les fibres lisses de l'intestin (selles involontaires dans le bain), des bronches (expectoration), des papilles du derme (chair de poule).

2

Nous revenons le lendemain matin (le malade a pris huit bains). La première impression que le médecin éprouvera, malgré lui, sera une impression d'étonnement, de ravissement de ne pas trouver le malade, chez lequel les symptômes thoraciques étaient si développés, en proie à une violente pneumonie. Tout au contraire, il est métamorphosé : il s'intéresse à ce qui l'entoure, nous reconnaît parfaitement, nous suit des yeux, mais souvent ne nous sourit pas, convaincu de la barbarie avec laquelle nous le traitons. J'en ai vu d'autres qui, avant de savoir, il est vrai, qu'un premier bain en entraînât une longue série, à trois heures d'intervalle les uns des autres, *réclamaient l'eau froide*, véritable pressentiment, dit Brand, de l'organisme qui lutte pour l'existence. Généralement, les vingt ou trente premiers bains sont bien acceptés, le malade en apprécie les effets directs ; mais plus tard il ne leur soupçonne aucune raison d'être, et le médecin doit épuiser toute sa logique pour le convaincre, surtout pour convaincre la famille.

Mais revenons à notre malade : la céphalalgie a complétement disparu, quelque intense qu'elle eût été ; — pendant les deux premiers jours, on la signale quelques minutes avant chaque bain, au moment où cesse l'effet du bain précédent — ; la langue est humide, rose, ses papilles bien vivantes, il n'y a plus de fuliginosités ; — l'état primitif de la langue reparaîtrait rapidement, si l'on suspendait l'ingestion de l'eau froide — ; le pouls est moins dicrote. (J'admets qu'on examine le malade à un intervalle moyen entre deux bains). Nous auscultons le thorax (1), où nous trouvons à peu près les mêmes signes que la veille. Mais on nous dit que le malade tousse et expectore après chaque bain ; aussi, pour favoriser la diminution de ce symptôme, nous prescrivons des *compresses froides*, embrassant largement toute la poitrine et renouvelées tous les quarts d'heure ; à la palpation abdominale, même météorisme, même gargouillement ; nous apprenons, de plus, que la diarrhée a persisté, que le malade a eu une selle involontaire presque dans chaque bain, nous ajoutons alors à la

---

(1) Il est à remarquer que les bains n'ont pas d'influence sur la durée des phénomènes thoraciques, ni sur celle de l'hypertrophie de la rate ; ces symptômes suivent leur marche régulière vers la guérison.

prescription : compresses d'eau froide, changées tous les quarts d'heure, sur le bas-ventre (1).

Le surlendemain, troisième jour du traitement (24ᵉ bain) nous trouvons : peau fraîche, céphalalgie nulle, pouls plus serré, langue parfaite, selles dures, abdomen souple, sans gargouillement, *appétit ;* la rate est encore tuméfiée ; la poitrine est moins encombrée, la respiration calme ; le malade se place dans le décubitus latéral, son sommeil est tranquille ; les urines, qui étaient rares, foncées, albumineuses, sont plus claires, plus abondantes, ne renferment plus d'albumine (n° 48 bis). — Je ne parle pas des éruptions du second septénaire ; elles avortent ou se flétrissent rapidement —. Enfin, le malade peut, désormais, aller au bain à peine soutenu par l'infirmier et, s'il titube encore, demain il marchera solidement. — R. : suppression des compresses froides, auxquelles nous aurions de nouveau recours à la moindre alerte.

C'est à ce moment que le médecin a besoin de toute son autorité ; c'est à ce moment, en effet, qu'apparaît un des symptômes les plus inquiétants, un des inconvénients les plus graves (quelle méthode n'en a pas !) de la méthode Brand ; c'est *l'appétit insatiable* des malades. Ce n'est pas de l'appétit, c'est de la *voracité*.

J'insisterai, car c'est là la véritable pierre d'achoppement. L'appétit s'établit, sans exception, avec ce caractère, dès le troisième ou quatrième jour au plus tard, pour persister jusqu'à la fin. Comme il est le critérium de la santé, comme le malade ne se sent aucun symptôme morbide, qu'un peu de faiblesse, il a toute tendance à satisfaire, d'un côté, son besoin impérieux de manger, de l'autre, son raisonnement qui lui fait chercher dans l'alimentation une arme naturelle contre la faiblesse. En un mot, dès ce

(1) Ces compresses peuvent être recouvertes d'une toile cirée. Le météorisme et la diarrhée sont quelquefois très-opiniâtres, et j'étudie en ce moment l'influence des *lavements d'eau froide* sur ces symptômes. Leur emploi, qui me paraît assez bien justifié, tant comme toniques que comme réfrigérants, paraîtrait, d'après ce que j'ai déjà observé, devoir rendre de grands services.

Contre la constipation et d'après le même principe physiologique, Brand donne également des lavements d'eau froide, auxquels il ajoute, si c'est nécessaire, un quart de vinaigre ; mais il proscrit complétement les purgatifs.

moment, le thermomètre seul indique la maladie, le bain seul empêche les symptômes, mais le génie typhique est vivant. Supprimez les bains et vous verrez rapidement réapparaître le cortége fébrile. Si l'expérimentation n'en était pas condamnée par la conscience, j'inviterais le sceptique à chercher dans la salle Saint-Pothin lesquels des malades sont typhiques, et comme, en ce moment, ils ont tous dépassé le quatrième jour du traitement, que notre diagnostic serait tout logiquement mis en doute, taxé de légèreté, il nous suffirait de suspendre seulement quatre bains, de supprimer l'eau ingérée, les compresses, etc., et les symptômes crieraient à l'évidence en reparaissant avec d'autant plus d'intensité peut-être qu'ils auraient été plus énergiquement refoulés (1).

L'alimentation exagérée a aussi un effet très-nuisible ; elle se traduit tout d'abord par l'élévation de la température, et c'est là la cause principale des grands crochets dans les courbes, puis surviennent bientôt une diarrhée, un météorisme, qui exigeront une nouvelle vigueur dans la lutte avec les compresses froides.

Cet écueil est à éviter tant que le malade prend des bains régulièrement toutes les trois heures. Lorsqu'il arrive à présenter quelquefois de suite des intervalles de six ou neuf heures entre deux bains, c'est-à-dire lorsque sa température met plus de trois heures après le bain à atteindre un chiffre supérieur à 38°5, on peut adjoindre quelques aliments solides, biscuits, petits pains ; en tout cas, il ne faut le faire qu'à titre d'essai. Il en est de même de la viande qui, prise même sans excès (une cuisse de poulet par exemple) suffit à déterminer un crochet dans le tracé, véritable *febris carnis*, qui persistera si son emploi a été prématuré, et doit, par conséquent, être suspendu, qui sera de courte durée et sans importance si son administration a été opportune. Le meilleur précepte est, je crois, de ne permettre la viande, d'abord à petites doses, que lorsque le malade n'aura pas pris de bain, c'est-à-dire sera resté apyrétique pendant douze heures.

En tout cas, le thermomètre a voix délibérative ; les pleurs du

____

(1) Ce serait même un moyen de contrôle précieux pour vérifier la gravité d'une fièvre typhoïde. On ne pourra vraiment pas dire qu'une fièvre typhoïde aura été légère lorsqu'après le 40ᵉ bain (6ᵉ jour), par exemple, la suspension de quatre bains fait renaître l'état typhique.

malade qui a faim (j'en ai vu) seront séchés par de bonnes paroles, ses écarts rigoureusement surveillés et punis (le n° 19 dérobait en cachette sa pâture, on peut dire le mot, dans la caisse des croûtes destinées aux auges du Perron).

Je dirai, en dernier lieu, que le malade obtiendra de bonne heure la permission de se lever, dès qu'il sera assez fort, assez apyrétique, et ce moment coïncide en général avec celui où le régime animal est autorisé.

On m'accordera comme conclusion (1), et jamais l'essai rigoureux de la méthode ne saurait me démentir, que voilà deux adynamiques, celui que nous avons observé ensemble, et celui qui *attend* (méthode expectante), dont la destinée aura été singulièrement différente : tandis que l'un croupit dans sa température, ses eschares et son abrutissement, qu'on me passe les expressions, l'autre terrasse le génie morbide, et le seul symptôme dont il se rende compte, la faim, est un symptôme de santé et de jeunesse.

J'ai choisi l'adynamique comme type de ma description, parce qu'il présente à l'action des bains froids les symptômes les plus variés et, je crois, les plus graves. Si j'avais parlé de l'*ataxique*, je n'aurais eu qu'un symptôme bien inquiétant à combattre, le délire avec ses différents aspects : un bain, deux bains au plus, et des compresses glacées sur le front dans l'intervalle, auront raison de cet appareil fébrile, quelque effrayant qu'il soit. J'en ai traité deux (2) : l'un, surtout, nommé Lapalud (n° 48 bis), s'était la veille précipité par la fenêtre, peu élevée du reste, pour échapper à des assassins imaginaires. Il fut ramené chez lui et surveillé de près pendant toute la nuit par deux gardiens. Amené le lendemain dans le service, nous lui trouvons une température de 41°2; il est soumis au traitement, et, dès le troisième bain, il n'y avait pas l'ombre de délire ni de céphalalgie ; le surlendemain, comme tous mes autres typhiques, il demandait à manger, et rien ne décelait sa maladie. Aujourd'hui, après neuf jours de traitement (70 bains), il marche à grands pas vers la guérison, que je

(1) Si le bain ne produit pas l'effet général salutaire que je viens d'exposer, il sera bon de réviser avec soin le diagnostic (tuberculose miliaire ?)

(2) Il faut quelquefois user de la force pour entraîner et maintenir le malade délirant dans le premier bain (n° 50).

n'avais pas manqué d'affirmer, comme toujours, lorsque je reçus le malade (il n'avait pas dépassé le huitième jour après le début).

Quant aux complications, je ne les redoute pas plus chez l'ataxique que chez l'adynamique, *il n'y en a pas*. Il n'y en a pas, si le traitement est appliqué régulièrement dès le début (le début comprend la première semaine qui suit le frisson initial ou l'alitement). A moins, toutefois, qu'on n'appelle complications les symptômes suivants, que j'ai rencontrés chez mes malades : hypéralgésie pendant deux à six jours, d'une ou de plusieurs extrémités, surtout les pieds n°s 48, 43, 50), une fois une seule main, (n° 48 bis), hyperesthésie au niveau de l'épine illiaque (n° 45); abcès phycténoïdes, furoncles. Ces derniers sont constamment observés et paraissent à Brand jouer le rôle de crise, de métastase; en effet, j'ai toujours vu la convalescence (qu'on doit compter à partir du moment où la température du malade ne dépasse plus 38°5) survenir un ou deux jours après leur apparition. Ces divers symptômes produisent sur le tracé un léger crochet, après lequel commence bientôt, en général, la convalescence. Mais, à part cela, la courbe thermométrique suit *fatalement* une marche graduellement descendante, et il n'y a pas vestige des deux périodes (augment jusqu'au fastigium, défervescence) qu'Hamernick assigne au processus typhique. (*Voir la courbe.*)

La place ne me permet pas d'exposer le traitement de l'iléotyphus dégénéré (celui qui présente des complications. Brand), de l'iléotyphus s'accompagnant de symptômes graves dans les divers organes; ces cas, du reste, ne se rencontrent pas quand on traite la fièvre typhoïde dès le début et n'appartiennent pas à mon sujet. Je dirai seulement que l'eau froide est le seul remède à employer, le seul efficace.

En un mot, de l'eau froide, encore de l'eau froide, toujours de l'eau froide (1); *pas un seul médicament.* Des observations détaillées ne prouveraient rien de plus que mon observation type, qui les résume toutes. L'étude de la fièvre typhoïde, comme le remarque fort bien Brand, y perd certainement un grand intérêt, cette maladie devient d'une uniformité monotone après le troi-

---

(1) Il vaut mieux donner dix bains de trop qu'un de moins. Dans le doute, baigner (Brand).

sième ou le quatrième jour : il n'y a plus à compter les septénaires, à peser les symptômes, à supputer les chances de salut;
le malade guérira.

Les symptômes sont refoulés à mesure qu'ils apparaissent,
quand on le leur permet : c'est alors sur l'infirmier qui aura
négligé un bain, des compresses ou des verres d'eau au malade
que retombera la faute, si le médecin, à sa visite, trouve du délire,
la langue sèche, les joues et le nez rouges, la peau chaude sur
le bas-ventre et la poitrine.

La durée de la maladie est de dix-huit à vingt jours (Brand se
défend énergiquement de juguler le processus typhique), celle de
la convalescence, de douze jours au maximum, le nombre des
bains varie entre cinquante et cent quatre-vingts ou même deux
cents.

C'est grâce à l'application rigoureuse de la méthode telle que
je viens de la décrire, telle que l'a formulée Brand, telle que je
l'ai suivie à la salle Saint-Pothin qu'ont été obtenus les résultats
suivants :

Nous trouvons, sur cent-soixante-dix malades traités par Brand
jusqu'en 1868, cent soixante-dix guérisons ; sur quatre-vingt-neuf
cas traités en 1870-71 à Stettin et sous mes yeux, quatre-vingt-
neuf guérisons ; sur douze malades traités à la salle Saint-Pothin,
douze guérisons ; sur deux traités à la salle Saint-Irénée, par M. le
docteur Soulier, deux guérisons.

J'ajouterai que M. Soulier m'a dit être décidé à traiter ses enfants par l'eau froide, s'il en avait la malheureuse occasion, comme Brand, du reste, qui a guéri par cette méthode deux des siens,
affectés de fièvre typhoïde.

C'est avec intention que j'ai évité d'étaler pompeusement ces
chiffres et de donner une moyenne des décès pour cent (!). Par
un singulier travers de l'esprit humain, ou plutôt par un scepti-
cisme exagéré, on repousserait la méthode parce qu'elle donne de
trop beaux résultats.

Aussi veux-je m'efforcer, en terminant, d'assombrir le tableau,
en expliquant pourquoi, sur les quatre-vingt-treize malades que
j'ai vus à Stettin, je n'en n'ai cité que quatre-vingt-neuf dans la
statistique; pourquoi sur les treize cas que j'ai traités à Saint-
Pothin, je n'en compte que douze.

C'est qu'il y a eu cinq morts ; néanmoins j'ai hâte de dire que les cinq malades chez lesquels la fièvre typhoïde a été mortelle malgré la méthode de Brand sont arrivés à l'hôpital du vingtième au trentième jour après le début.

Celui que j'ai perdu (1), en particulier, en était au vingt-quatrième jour, présentait l'aspect de la plus profonde adynamie et avait toujours eu une santé très-débile.

Malgré cela, j'obtins de M. Faivre l'autorisation de le traiter par les bains froids, pour les motifs suivants :

1° Le pronostic était fatal ; si, par hasard, il y eût eu le moindre espoir de guérison, c'est dans la seule méthode Brand qu'on pouvait la rencontrer (2) ;

2° S'il eût été permis, quand il s'agissait de la vie d'un homme, de se préoccuper de statistique, l'issue mortelle n'aurait pu servir d'objection à la méthode, qui dit : *toute fièvre typhoïde traitée* DÈS LE DÉBUT *sera exempte de complications et guérira.*

Faire entrer des cas pareils dans la statistique serait une erreur aussi manifeste que de mettre, si l'on permet ces exemples, sur le compte des insuccès de la cataracte les cas où il y avait atrophie de la papille avant l'opération, que de douter d'une méthode de pansement parce qu'elle n'aura pas guéri un amputé atteint de pyoémie avant son application.

Aussi, lorsque Brand, sur quatorze cent onze fièvres typhoïdes traitées suivant sa méthode par divers médecins jusqu'en 1872, recherche les causes de la mortalité de 4,7 pour 100 qui accompagne cette statistique, est-il complétement autorisé, d'après tout ce qui précède, à l'attribuer soit à ce que les malades ont été soumis trop tard (après le premier septénaire) au traitement, soit à ce que sa méthode n'a pas été rigoureusement appliquée.

En résumé, les faits qui viennent d'être exposés, les considérations dans lesquelles je suis entré doivent pleinement justifier à

(1) Cette observation sera publiée ultérieurement.

(2) Pour Brand, comme je l'ai dit plus haut, il n'y a aucune contre-indication à l'emploi de la méthode, pas plus l'âge que le sexe, pas plus la grossesse que l'époque cataméniale, pas plus les hémorrhagies intestinales que les sueurs profuses. Il n'y a qu'un typhus (abdominal ou pétéchial, simple ou dégénéré), et ce typhus a pour remède spécifique : l'eau froide.

tous les yeux, ce me semble, les lignes suivantes, que Brand écrivait déjà en 1861, et que crois devoir rappeler en les adoptant comme conclusion générale de ce travail :

« ..... En particulier, je crois que c'est une obligation morale
« pour les administrateurs d'hôpitaux d'accepter l'hydrothérapie
« comme le seul mode de traitement contre la fièvre typhoïde.
« Si, en dehors d'eux, chacun est libre de choisir le médecin qui
« lui plait, avec eux pareille liberté n'existe pas. Et, à plus forte
« raison, c'est un devoir pour les médecins des hôpitaux d'em-
« ployer, dans le traitement des affections qui mettent en danger
« la vie des malades, la méthode qui entraîne avec elle les plus
« grandes chances de guérison ; or, qu'une pareille condition ne
« soit pas réalisée par l'hydrothérapie dans la fièvre typhoïde,
« c'est ce que personne n'osera soutenir. »

(Inséré dans le *Lyon médical.*)

TRAITEMENT DE LA FIÈVRE TYPHOÏDE

PAR LES BAINS FROIDS A LYON

(JUILLET 1873 — JANVIER 1874).

Le mémoire que j'ai l'honneur de présenter à la Société des sciences médicales peut être regardé comme la seconde partie, le corollaire d'une note insérée dans le *Lyon Médical* du 28 septembre 1873, sous ce titre : *Du traitement spécifique de la fièvre typhoïde par la méthode de Brand (de Stettin).*

Dans mon premier article, — et je dois dire tout d'abord, afin qu'on ne puisse mettre en doute mon interprétation de la méthode, que Brand, auquel je le soumis, n'y a relevé aucune erreur —, dans mon premier article, je fis l'exposé du traitement de la fièvre typhoïde par les bains froids, et je montrai, à l'aide d'un schéma clinique, son mode d'application, dont les résultats, à l'hôpital de la Croix-Rousse, avaient été en tout conformes à ceux que l'observation de 93 malades et les précieuses leçons de Brand me donnaient droit d'en attendre.

Pénétré de reconnaissance envers un généreux ennemi, je fus heureux, et vous excuserez ce sentiment, trop naturel pour être ici déplacé, que personne ne m'ait ravi l'honneur d'être le premier à appliquer, faire connaître et apprécier en France les travaux d'un homme qui fut mon bienfaiteur, le bienfaiteur des soldats français, mes compagnons de captivité.

Ces travaux (1), après avoir été critiqués, discutés, contrôlés

---

(1) La traduction française de l'ouvrage de Brand paraîtra prochainement sur la deuxième édition allemande, aussitôt qu'elle sera mise en publication.

par plus de cinquante auteurs en Allemagne, sont aujourd'hui vérifiés par les cliniciens les plus célèbres. Il me suffira de dire que la méthode Brand est actuellement appliquée, dans le traitement des fièvres typhoïdes, par les Jürgensen, les Ziemssen, Wunderlich, Gehrardt, Stieler, Drasche, Lindwurm, Heyfelder, Riegel, V. Pastau, Stecher, Popper, etc., tant en Prusse, qu'en Autriche, en Russie.

En France, la question est à l'étude ; favorablement accueillie à Lyon, où elle fut tout d'abord importée, grâce à M. le docteur Elie Faivre, mon chef de service, la méthode Brand y parcourut un rapide chemin et rallia à elle de nombreux adhérents ; de là, elle passa à Paris, où elle est en ce moment préconisée par un de nos premiers cliniciens (1). On ne peut plus douter que bientôt elle ne prenne, dans la thérapeutique de la fièvre typhoïde en France, le rang qui lui est dû, le premier rang.

Mais, si nous n'avons pas d'opposition formelle, systématique à combattre, il y a du moins encore bien des hésitations, des réticences à faire disparaître ; or, comme, pendant ce temps, les fièvres typhoïdes meurent, il est du devoir des médecins convaincus d'amasser leurs preuves, de faire connaître leurs éléments de conviction.

§ I.

Une telle tâche, celle de me présenter devant vous comme champion d'une méthode nouvelle, m'eût effrayé il y a quatre mois, alors que j'étais seul l'avocat de cette cause ; aujourd'hui j'ai moins d'appréhension, car je suis sûr de l'appui de médecins d'une autorité et d'une compétence indiscutables ; j'en suis sûr, parce qu'ils ont traité eux-mêmes des fièvres typhoïdes par la méthode de Brand, et cette condition me suffit : ils sont par ce fait et *doivent être* convaincus.

C'est, en effet, le privilége de cette méthode, si opposée aux

---

(1) *Du traitement de la fièvre typhoïde par les bains froids*, par M. le professeur Béhier (extrait d'une leçon clinique faite à l'Hôtel-Dieu, le 26 novembre 1873). *Bulletin général de thérapeutique*, 15 janvier 1874.

errements actuels, que le simple fait de l'avoir appliquée imprime au médecin une conviction plus inébranlable que ne pourraient le faire les plus belles statistique, les meilleurs arguments. Il y a là malheureusement un *cercle vicieux* : pour être convaincu, il faut avoir vu ; pour voir, pour instituer ce courageux traitement, il faut être convaincu.

Il faut être convaincu, en effet, pour plonger dans un bain un typhique baigné de sueur, ou bien en proie à une pneumonie, ou rhumatisant ; une femme gravide, ou au moment de la menstruation, etc., il faut être convaincu que ces cas ne constituent point autant de contre-indications.

Je le prouverai par des faits. Mais auparavant, il me paraît utile de revenir sur quelques points qui, pour avoir été incomplètement élucidés dans ma première note, ont attiré à la méthode des critiques et des objections que je veux réfuter.

Vous connaissez la *méthode*. Son point de départ réside dans une analyse rigoureuse, une juste appréciation des symptômes typhiques, des indications thérapeutiques (1). C'est ainsi que Brand, rejetant sur l'excès prolongé de la température fébrile tous les désordres graves, toutes les causes de terminaison de la fièvre typhoïde, a démontré,—et la division suivante est justifiée par les effets de la réfrigération (2)—, qu'on peut grouper, d'un

---

(1) Ces indications sont les suivantes :

1° Neutraliser le poison typhique, limiter la dyscrasie du sang ;

2° Éliminer le poison et les produits de la métamorphose régressive des tissus ;

3° Abaisser la température et modérer l'activité circulatoire ;

4° Maintenir la résistance vitale ;

5° Alléger les symptômes menaçants ;

6° Prévenir et combattre les complications. (*Murchison, a treatise on the continued fevers of Great Britain*. London, 1865.)

Quelle étonnante mixture pourrait être à la fois excitante, antipyrétique, dérivative et tonique ?

(2) Les symptômes de l'insolation, les désordres graves causés par l'exposition expérimentale des animaux à une haute température ont la plus grande analogie avec certains symptômes typhiques. (Liebermeister, Vallin, Obernier). Les hautes températures paraissent également exercer une in-

côté, les symptômes nécessaires et primitifs, les manifestations propres au poison typhique : pyrexie, élévation de la température, catarrhe bronchique, hypertrophie de la rate (1), roséole et éruptions diverses, manifestations qui, sauf l'excès de température, sont toujours bénignes, et qu'on ne peut ni prévenir, ni juguler par l'eau froide ; de l'autre côté, les symptômes contingents et consécutifs, symptômes inhérents à l'hyperthermogénèse : symptômes du côté du cerveau ou du système nerveux : délire, somnolence, coma, typhomanie ; affections graves du tissu pulmonaire : atélectasie, hypostase, pneumonie, gangrène, processus ulcératifs; lésions du tube digestif : fuliginosités, dysphagie, dyspepsie, catarrhe intestinal, diarrhée, météorisme, ulcérations et leurs conséquences, hémorrhagies, perforation ; les lésions que Zenker a rencontrées dans les muscles striés, que Liebermeister a étudiées dans le foie, la rate, le rein, le cœur ; la tendance au collapsus, l'hémophilie, les eschares, etc., etc., symptômes qui constituent à eux seuls toute la gravité de la fièvre typhoïde et qu'on ne rencontre jamais avec le traitement par l'eau froide.

Or, le danger de l'élévation de température, et c'est là une seconde et capitale conquête de Brand, ne réside point dans le fait même de cette élévation, mais dans celui-ci, qu'elle se maintient à ce niveau pernicieux. La température même de 42° n'est pas mortelle si elle retombe bientôt à 39°; elle l'est, au contraire, si elle persiste plus longtemps et à la même hauteur, et cette persistance présente le même danger entre 39 et 40° qu'entre 40 et 41° (2).

---

fluence décisive sur la production des accès pernicieux dans les pays chauds (thèse du docteur Lejollec, médecin de la marine. Paris, 1873).

Cet ordre d'arguments, sur lesquels je ne puis insister, a été développé avec un grand talent par M. le docteur Soulier, dans une récente communication à la Société de médecine (séance du 19 janvier 1874).

(1) Mosler a démontré, en expérimentant sur des chiens, que l'eau froide avait pour constante propriété de diminuer la rate et de chagriner sa surface, que le contact du froid agisse directement ou par l'intermédiaire des parois abdominales (*Archives* de Virchow, t. LVII, fasc. 1). L'hypertrophie de la rate, sur laquelle les bains froids n'ont pas d'action, est donc bien le fait du poison typhique et non de l'excès de température.

(2) On sait que chez les vieillards la fièvre typhoïde peut se terminer

L'indication est donc formelle : il faut combattre l'excès de température pendant tout le cours de la maladie, c'est-à-dire *prévenir les exacerbations, maintenir les rémissions* (1).

Brand y répond par sa méthode, démontre que l'eau froide a *toujours et partout*, dans les cas graves comme dans les cas légers, le même effet contre l'élévation de température, et prouve, en guérissant ses malades, que, si le poison typhique est insaisissable, il est du moins toujours le même, et qu'on peut toujours limiter ses effets et le rendre absolument bénin.

Comme application, Brand, après avoir, pendant une pratique de près de vingt ans, expérimenté l'action réfrigérante de l'eau, en variant à l'infini le mode d'administration, est arrivé à formuler le grand bain froid, qui jamais n'a été dans ses mains suivi d'accident et a toujours eu, au contraire, une influence favorable. Sa longue expérience (2) devrait servir à prévenir de nouveaux tâtonnements, si préjudiciables non-seulement aux malades, mais encore au précieux agent que des insuccès feraient très-rapidement délaisser (3).

---

par la mort sans que la température ait atteint 40° ; sans qu'elle les ait dépassés, chez les adultes alcooliques ou anémiés.

(1) Exacerbations et rémissions *des symptômes;* car bien que, grâce aux bains froids, la ligne d'ensemble de la courbe thermique soit descendante, transposée de 1 à 2° plus bas, on n'en observe pas moins une augmentation des températures vespérales sur les matinales, c'est même ce qui prouve la virtualité de la fièvre; mais comme le traitement ne permet jamais à une température d'exacerbation de persister plus d'une heure de suite au maximum, l'appareil symptomatique reste muet.

(2) Brand m'écrivait dernièrement avoir administré déjà lui-même plus de cent mille bains. Ce chiffre n'a rien d'exceptionnel, si l'on calcule que les 15 malades que j'ai eus dans mon service, à la salle Saint-Pothin, ont pris entre eux tous un peu plus de 1,600 bains.

(3) En tout cas, il me paraît bon, pour l'avenir de la méthode et l'instruction des statisticiens, de rappeler ici le passage suivant du remarquable article de M. le docteur Faivre : « Pour juger un mode de traitement, il faut le suivre dans sa rigueur, *n'y rien ajouter, n'y rien retrancher;* en un mot, comparer des faits comparables, sinon on a bien le droit de juger sa propre méthode et non celle d'autrui. » *(Du traitement de la fièvre typhoïde par les bains froids (méthode de Brand). (Lyon Médical* du 4 janvier 1874.)

Au reste, les éléments de comparaison, entre les divers modes de traite-

Cette efficacité des bains est surtout sensible par la rapidité avec laquelle les symptômes nerveux, ataxiques de la fièvre typhoïde disparaissent sous leur influence, reparaissent dès qu'ils sont suspendus. Ces phénomènes, inconnus avant l'œuvre de Brand, lui ont suggéré, par leur analogie indéniable avec ce qu'on observe dans les processus de fermentation, la théorie que j'ai développée.

Cette théorie n'est qu'une simple HYPOTHÈSE ; mais elle doit être conservée tant qu'on ne l'aura pas détruite expérimentalement, tant qu'on n'en présentera pas une meilleure, surtout à ce point de vue qu'elle montre du doigt, pour ainsi dire, le chemin qu'il faut suivre pour guérir une fièvre typhoïde par l'eau froide.

C'est d'abord, comme je l'ai démontré, d'employer le traitement DÈS LE DÉBUT ; car il est certain que la réfrigération méthodique est plus efficace à prévenir les lésions menaçantes pour la vie qu'à les combattre lorsque leur générateur, l'excès de température, a causé déjà la dissolution du sang ou compromis des organes importants. Par ces termes, *dès le début*, on doit comprendre dès le moment où le diagnostic de la fièvre typhoïde peut être porté avec assurance, ou bien aussitôt qu'on est appelé près d'un typhique, et je veux dire par là qu'on ne doit pas perdre un temps précieux à l'emploi de médicaments, pour ne recourir aux bains froids qu'en cas d'urgence.

Du reste, il n'y a nul inconvénient à traiter de cette manière les *états fébriles* qui ont de l'analogie avec la fièvre typhoïde ; leur évolution est, en effet, plus rapide avec ce traitement qu'avec l'emploi des médicaments. Seulement, il faut bien se garder de

---

ment de la fièvre par le froid, existent en France. Je parlerai des lotions et compresses froides à l'occasion de l'obs. XLI. L'emploi des vessies de glace y sera discuté. Quant aux bains frais ou tièdes (au plus 3 bains de 25 à 30° en vingt-quatre heures), système purement empirique, vraie hydriâtrie priessnitzienne, tels que les employait Récamier, par instinct médical, et, de son aveu, sans base rationnelle bien assise, je ne puis mieux faire, pour les étudier et les juger en dernier ressort, que de signaler une thèse sur la méthode dite de Schützenberger : *quatre* (!) cas, dont 1 mort, bien que pris au début. *(De la médication réfrigérante dans le traitement de la fièvre typhoïde*, par le docteur Fournié. Thèse de Paris, 1872, n° 404.)

croire que, dans ces circonstances, on a jugulé un iléotyphus
J'ai observé, à la salle Saint-Pothin, cinq cas de ces pyrexies
à allures typhoïdes (*typhulus, febris typhoïdes* des Allemands ;
fièvre muqueuse, gastrique nerveuse, etc.) (1), qui ont guéri
après huit ou dix bains, et je n'ai pas hésité un seul instant à les
éliminer de ma statistique, bien que l'appareil symptomatique à
l'entrée du malade eût plaidé à peu de chose près en faveur de
la typhisation (2).

Il est vrai qu'on est ainsi exposé à plonger dans le bain une
tuberculose miliaire ; le plus grave inconvénient de cette faute
de diagnostic résiderait, à mon avis, dans le discrédit qu'une
erreur pourrait jeter sur l'emploi des bains froids ; car, pour le
malade, s'il est typhique, il guérira presque (?) à coup sûr ; s'il est
tuberculeux, il est fatalement condamné quoi qu'on puisse faire,
et, d'un autre côté, il est reconnu que le bain froid ne précipite
en aucune façon l'issue léthale. En tous cas, l'erreur ne peut être
de longue durée, et je trouve dans l'ouvrage de Brand un parallèle intéressant entre l'action des bains froids dans la tuberculose
miliaire et dans la fièvre typhoïde, parallèle qui, au besoin, four-
nirait rapidement, par le défaut d'action des bains dans le premier
cas, des éléments de diagnostic presque positifs (3).

Mais ce qui serait surtout important, ce qui rallierait en un
instant tout le corps médical à la méthode, ce serait l'existence
d'éléments précis de diagnostic entre une fièvre typhoïde bénigne
et une grave, entre celle qui doit se terminer par la guérison et
celle qui se terminera par la mort.

Car c'est là le point faible, le point attaquable du traitement
par la réfrigération qui, de son principe, doit être *exclusif*.

On dit avec raison : pourquoi infliger ce traitement *barbare*
à 100 malades quand 80 d'entre eux auraient guéri sans l'eau.

---

(1) Pour les Allemands, toutes ces formes rentrent dans la fièvre typhoïde,
qu'ils réduisent à deux types : forme grave, forme légère.

(2) Dans les observations sur lesquelles j'édifie ma statistique, il n'est pas
un seul malade qui ait pris moins de 40 bains, pas un seul qui n'ait présenté pendant les cinq premiers jours du traitement, au minimum, une température avant le bain oscillant autour de 40°.

(3) *Die hydrotherapie des typhus*, p. 127.

froide ? (je ne parle plus de ceux qui ajoutent : ou malgré l'eau
froide)

Brand sait parfaitement, comme tout médecin, que la mortalité
dans la fièvre typhoïde ne dépasse pas une moyenne de 18 à 25
pour 100. Mais c'est dire que, sur 100 cas, il y en a en moyenne
21,5 en face desquels le médecin est complètement, absolument
désarmé, impuissant. Or, n'est-ce pas un devoir, dans le sens
strict du mot, de soumettre 100 malades au froid, quand on est
sûr, par ce procédé général, d'en sauver 21,5 ? Et les chiffres
ont leur éloquence, si l'on calcule avec Murchison qu'en Angle-
térre, pendant ces vingt dernières années, la fièvre typhoïde a
causé 250,000 victimes, qu'elle en cause, dit Brand, 10 à 12,000
par an en Allemagne, et que, sur les 60,000 cas rassemblés par
Jaccoud, avec une mortalité de 18 pour 100, il y a eu 10,800
morts. Quand la méthode n'en eût sauvé que 100, n'est-on pas
coupable de la repousser ?

Le véritable argument à invoquer contre l'objection d'*exclu-
sivisme* est qu'on ne peut pas, dans l'état actuel de nos connais-
sances, prévoir l'issue d'une fièvre typhoïde. Qui ne sait, en effet,
qu'une fièvre typhoïde d'apparence bénigne peut tout à coup
prendre la marche la plus funeste ? Il est alors trop tard.

M. le docteur Tripier a bien voulu, à ce propos, me citer les
trois cas suivants qu'il observa dans son service à l'Hôtel-Dieu,
l'hiver dernier : l'un était un *typhus ambulatorius*, qui se mit au
lit pour mourir deux jours après d'une perforation intestinale ;
le second présenta sur l'abdomen, dans le cours de sa maladie,
cette éruption confluente de taches ombrées que l'on sait être
un signe de bon augure ; pour le troisième, le pronostic fut
presque sûrement favorable pendant les deux premiers septénaires ; or, ces deux malades moururent aussi (1).

« Dans le traitement médicamenteux, dit Brand, l'ordonnance
se règle sur les symptômes, ou, en d'autres termes, la fièvre
typhoïde marche de l'avant et le médecin la suit pas à pas dans la

---

(1) C'est à ces trois exemples, si frappants pour la thèse que je sou-
tiens, que les fièvres typhoïdes doivent d'être traitées aujourd'hui à l'Hôtel-
Dieu par la méthode de Brand.

lutte. C'est précisément le contraire avec l'hydrothérapie, qui dompte les symptômes alarmants, les prévient, en un mot, montre à la fièvre typhoïde la voie qu'elle doit suivre ; il en résulte qu'on la saisit au moment de sa plus grande intensité et qu'on l'empêche, pendant toute son évolution, de revenir à cette intensité première. En fait, c'est parfaitement réel puisque, grâce à ce traitement, la fièvre typhoïde rétrocède peu à peu, tandis que, suivant sa marche habituelle, elle n'eût commencé ce mouvement de retraite qu'après avoir atteint son apogée (1). »

C'est pour ces motifs que Brand soumet toutes les fièvres typhoïdes sans exception à un même traitement, qui peut, dans beaucoup de cas, n'être pas nécessaire, mais est toujours utile.

« Si la forme est légère, dit ailleurs Brand, tant mieux, elle guérira plus vite ; si elle est grave, elle guérira sûrement aussi, pourvu qu'elle soit traitée dès le début.

« Si le traitement est appliqué plus tard, il y a lieu de distinguer deux catégories : dans la première rentrent les cas qui sont soumis à l'eau froide parce que la forme est devenue grave et que les médicaments se sont montrés dûment inefficaces ; dans la deuxième, les cas graves dans lesquels est survenue une funeste complication.

« Or, dans la première catégorie, le plus grand nombre guériront ; dans la seconde, il arrivera çà et là de rendre à la vie un de ces cas que tout faisait supposer devoir être fatalement mortels (2). »

Ces distinctions, que j'emprunte à Brand, seront encore longtemps justifiées ; car, malheureusement, l'opinion générale ne veut voir dans l'hydrothérapie que l'ultime ressource de la thérapeutique contre la fièvre typhoïde, et même il n'est pas rare qu'on recoure à ce traitement chez un moribond ; or, contre la mort, la méthode Brand n'a pas plus d'efficacité que n'importe quel médicament. C'est là néanmoins que les adversaires de la méthode ont beau jeu : ils n'admettent pas de statistique dans laquelle tout

---

(1) *Die Heilung des Typhus.* Brand, 1868, p. 82.

(2) *Zur Hydrotherapie des Typhus,* Bericht ueber in St-Petersburg, Stettin, Luxembourg, hydriatisch behandelte Fælle. Brand, Stettin, 1863.

ne soit englobé, et, quand la statistique est faite suivant leurs vues, ils n'admettent pas les réserves, même les plus justifiées ; ils n'écoutent pas le récit des cas de mort, et c'est à peine s'ils tolèrent qu'on retranche des insuccès ceux qui sont le fait d'erreurs de diagnostic.

Mais je reviens aux objections ; celles-ci sont les moins importantes, les moins sérieuses, et je n'aurai que quelques mots à en dire : on argue, en effet, contre nous de la *difficulté d'application*, de la *barbarie* de la méthode.

Pour les *hôpitaux civils*, — car je ne parle pas des hôpitaux militaires où tout est simple, — la première question est jugée depuis longtemps par le fonctionnement régulier de la méthode Brand dans la clinique des médecins allemands que j'ai cités plus haut. A l'Hôtel-Dieu de Lyon, dès le mois d'octobre dernier, l'administration hospitalière, sur l'initiative de M. le docteur Raymond Tripier, et d'après l'avis favorable des chefs de service, installait, en vue de faciliter l'application de la méthode Brand, deux salles de concentration des fièvres typhoïdes, l'une pour les hommes, l'autre pour les femmes. Les 11 cas traités jusqu'à ce jour ont donné 11 guérisons ; c'est tout dire. A l'hôpital de la Croix-Rousse, les 13 cas traités depuis les miens ont donné 13 guérisons.

Je n'insiste donc pas.

Dans la *clientèle civile*, on persiste à dire, de parti pris et sans réflexion, que l'application de la méthode est de toute impossibilité, absolument comme si la question de l'agrément devait primer celle de vie ou de mort. Dans de pareilles conditions, il n'y a pas à lutter ; aussi me contenterai-je d'examiner brièvement plus tard à ce point de vue les 17 cas, c'est-à-dire les 17 guérisons obtenues à Lyon par la méthode Brand, dans la clientèle particulière.

Enfin, lorsque, à tout bien considérer, on convient que la méthode est praticable, on met en avant sa *barbarie* comme une nouvelle fin de non-recevoir. C'est là, à mon sens, le résultat d'une sensibilité exagérée ou tout au moins irréfléchie de la part du médecin ; le traitement serait-il réellement barbare (et on verra qu'il ne l'est pas), faut-il donc compter pour rien l'inflexibilité du pronostic, la rapidité de la convalescence (trois à

douze jours au lieu de trente à quarante), l'absence d'eschares, d'infirmités consécutives de l'intelligence ou des sens,
la suppression de toute sollicitude, aussi bien chez la famille que
chez le médecin ? Le médecin, qui connaît le traitement, sait à
quoi s'en tenir ; la famille, qui voit dès le troisième jour son
malade se lever pour aller au bain, demander à manger, se servir
lui-même, changer ses compresses, etc., dormir avec calme, en
un mot, recouvrer l'apparence de la santé la plus vraie, la famille
juge par elle-même, et le pronostic s'impose, pour ainsi dire, à
l'expérience du premier, au bon sens de la seconde.

Mais y eût-il véritable barbarie, est-ce bien là un obstacle qui
doive arrêter le médecin, quand il sait que son malade peut être
un des 20 pour 100 qu'il est absolument, formellement impuissant
à sauver ?

Ainsi donc, mettre en balance la vie du malade et le traitement
régulier par l'eau froide ; réserver son pronostic dans un cas,
affirmer la guérison dans l'autre : devant un raisonnement pareil,
toutes les barrières tomberont. C'est, du reste, quoi qu'on dise,
fort rarement et seulement auprès des familles peu éclairées que
le médecin aura lieu de lutter. Brand a édifié sa méthode, si parfaite, si complète, uniquement sur l'observation dans la clientèle
particulière.

Mais, pour parler avec autorité à une famille, il faut que le
médecin soit convaincu, et je me retrouve ici à mon point de
départ. Il est donc temps de répondre à l'incrédulité par des
faits. J'insisterai seulement sur les plus importants, sur les
observations qui me paraissent le plus instructives, le plus fer-
tiles en déductions, et tout ce qui cadrera avec mon schéma sera
sommairement exécuté.

§ II.

Avant tout, et afin que la situation soit bien nette, je tiens à
dégager la méthode Brand du cas de mort dont j'ai parlé, à montrer par des preuves qui satisferont, je l'espère, les esprits les
plus exigeants, qu'il n'y a nul artifice de statistique à déployer pour
en agir ainsi :

Obs. (1). Hôpital de la Croix-Rousse, salle Saint-Pothin, nº 43 bis (service de M. le docteur Faivre). Tissot, dix-huit ans. Entré le 16 août, mort le 3 septembre. Durée du séjour, 18 jours. Début, 25 jours. — Durée du traitement, 18 jours ; — 43 bains. Défervescence dès le troisième jour, après 25 bains. — Durée de la maladie, 43 jours. — Mort.

Ce malade, d'une santé toujours débile, d'un tempérament scrofuleux, d'antécédents tuberculeux, est soumis au traitement par les bains froids le le 25ᵉ jour d'une maladie qui se présente, à l'entrée à l'hôpital, avec tous les symptômes de la vraie *fièvre putride* des anciens. Pendant le premier nychthémère d'observation, la température prise dans le rectum de trois heures en trois heures oscille entre 41° et 41°5.

17 août. 7 heures du matin, T. R. 41°5 ; à 10 heures, 41°3. Premier bain.

20. La température a oscillé entre 40° et 40°5.

23. Les chiffres extrêmes observés depuis le 20 sont : 39°9 et 37°4. — R. vin, eau-de-vie.

25. 39°8 à 37°3. Diarrhée incoercible. Compresses froides.

27. 39°9 à 36°4. Adynamie progressive. Auchalgie violente. Spasmes toniques, contractures des membres supérieurs. Extrait de quina, 4 gr., vin d'Espagne, 100 grammes.

29. 39°4 à 36°8. Incontinence des matières. R. bains de cinq minutes.

31. 39°2 à 37°2. Contractures des quatre membres.

1ᵉʳ septembre. Temp. à 7 heures du soir, 41°7.

2. 39°7 à 37°3.

3. 4 heures du matin, 38°5 ; à 8 heures du matin, mort sans symptôme prémonitoire particulier, sans agonie.

Autopsie (2) le 4 septembre, à midi, 28 heures après la mort. — Pas d'odeur cadavérique ; pas de coloration bleuâtre de l'abdomen ; amaigrissement modéré ; rigidité ; les membres supérieurs ont la position qu'ils affectaient pendant les contractures ; nul œdème des jambes ; hypostase dans les régions déclives. *Il n'y a pas trace d'eschare.*

---

(1) Dans les observations que je rapporte :

Le *début* comprend l'intervalle qui sépare le frisson ou l'alitement, du premier bain ;

La *défervescence* est comptée à partir du jour du traitement où la température rectale n'atteint plus 40°. En fait, la descente de la courbe est dès lors graduelle et fatale, et seuls les écarts de régime pourront ramener le chiffre 40°. Le nombre de jours et de bains nécessaires à amener la défervescence m'ont paru suffire à exprimer, sans autre développement, la gravité de la maladie et l'intérêt de la lutte ;

La *convalescence* est l'intervalle qui sépare le dernier bain (la T. R. ne dépasse plus dès lors 38°5) de l'exeat.

(2) Pratiquée sous les yeux de M. le docteur Vinay, alors [mon chef de service.

J'arrive de suite aux lésions intestinales, les seules dont j'aie besoin pour mon argumentation.

L'intestin présente un aspect normal à partir du duodénum, sur une longueur de 1 m. 50 ; il est légèrement hyperhémié avec fines herborisations, sur une longueur suivante de 1 m. 30, jusqu'à la première plaque de Peyer, parfaitement saine, du reste. A partir de ce point, on passe par gradation insensible de la plaque avec zone hyperhémiée à celle congestionnée, à la plaque ulcérée et en voie de réparation ou tout à fait cicatrisée, puis à celle détergée, recouverte d'une surface granuleuse, villeuse, flottant sous le filet d'eau, entourée d'un bourrelet circulaire saillant. Aucune ne présente le bourbillon jaune étalé.

Dans l'iléon, et d'autant plus qu'on se rapproche du cæcum, ces plaques se multiplient, se mêlent aux ulcérations lenticulaires des follicules isolés.

La muqueuse cæcale est uniformément transformée en une surface rugueuse, bourgeonnante, en choux-fleurs ou analogue à un gazon récemment coupé, parsemée d'un grand nombre de petites granulations, d'hypertrophies partielles mêlées d'ulcérations tigrées, chargées d'un pigment gris ou jaune noirâtre. Cette altération recouvre les deux faces de la valvule de Bauhin et s'étend sans démarcation sur une longueur de 0,13 cent. à tout le pourtour de la paroi du gros intestin. A partir de ce point et jusqu'à l'anus (sphincter interne), le gros intestin est criblé d'érosions de la largeur d'une lentille, irrégulières, à bords peu anfractueux, séparées les unes des autres par un intervalle de 10 à 11 millim. au maximum, mais diminuant de plus en plus de nombre à mesure qu'on se rapproche de la terminaison du tube digestif.

Ganglions mésentériques durs, homogènes, peu tuméfiés. La rate présente un volume normal, un aspect parfaitement sain et pèse 190 gr. ; à la coupe, elle *crie sous le scalpel* et résiste comme du tissu hépatique.

Les autres organes sont parfaitement sains à l'œil nu (moelle, cerveau, poumon, cœur, etc.)

Je me suis étendu avec intention sur les lésions intestinales (bien décrites sous le nom d'*entérite villeuse* par Monneret et Fleury (1), parce qu'elles constituent, par leur simple énoncé, une preuve irréfutable de l'âge avancé de la maladie.

Cette assertion ressort, en effet, du mémoire de M. le docteur Leudet (2), dans lequel je relève les faits suivants :

---

(1) *Compendium de médecine pratique.*

(2) Mémoire sur les ulcérations et la perforation du gros intestin survenant à la suite de la fièvre typhoïde. *(Gazette hebd.*, t. I, n° 15, 13 janvier 1854.)

..... Le développement d'ulcérations dans le gros intestin se rencontre assez fréquemment *à la suite* de la fièvre typhoïde. Ces ulcérations se montrent surtout dans les cas de convalescence lente, accompagnée de diarrhée prolongée et de prostration des forces ; les plus prononcées sont observées chez les malades morts du 50e au 69e jour de la maladie.....

..... La rareté des altérations graves du gros intestin chez les malades qui succombent à une époque peu avancée de la maladie est, au contraire, un fait bien connu.....

Parmi les symptômes, Leudet signale : la pâleur cachectique, la prostration, la *formation d'escharcs* dans les régions du corps les plus déclives.

Ainsi donc il est bien établi que notre malade a été soumis à l'hydrothérapie, alors que son affection évoluait *depuis 25 jours au moins*, puisque l'autopsie, pratiquée le 18e jour du traitement, a décelé des lésions qu'on ne rencontre que du 50e au 69e jour de la maladie.

De ce que la méthode Brand n'a pas guéri une dyssenterie chronique intense, on ne peut donc pas conclure à son incertitude dans le traitement de la fièvre typhoïde.

Tout au moins, il faut convenir qu'elle n'a pas été nuisible au malade. Si l'on se reporte à l'observation, on voit que nous avons obtenu un résultat tel, que la température, après avoir oscillé entre 41° et 41°5, pendant 24 heures à dater de l'entrée à l'hôpital, avant le premier bain, est abaissée en trois jours (25 bains) au-dessous de 40°, chiffre qu'elle n'atteint plus pendant 16 jours. Je ne veux pas soutenir que nous ayons prolongé de 16 jours la vie de notre malade ; mais cependant chacun sait combien est funeste la persistance d'une température supérieure à 41° au 25e jour d'une maladie aussi nuisible à la nutrition que la fièvre typhoïde non traitée par les bains froids.

Je résume, sans insister davantage, les faits saillants de cette observation.

Sauf le premier et le dernier jour, le malade se rendait lui-même à chaque bain ; il n'a jamais eu, sinon les deux derniers jours, besoin d'intervention pour prendre ses aliments ou ses boissons : outre l'effet habituel du bain, on observait, chaque fois et pendant le bain, la disparition totale des contractures, qui se réveillaient une demi-heure environ avant le bain suivant. *Il n'y a pas eu trace d'eschare*, le malade a toujours répondu à nos questions, etc. Pendant 12 jours la température a oscillé entre les chiffres du collapsus (1) (le plus bas fut 36°4) et celui de 39°9, qu'elle n'a pas dépassé. La mort est arrivée sans agonie, le surlendemain d'une température de 41°7 et sans nouveau collapsus.

A l'autopsie, lésion absolument localisée au cæcum et au gros intestin, ulcères de l'iléon en pleine cicatrisation pour la plupart, état remarquable de la rate, putréfaction tardive du cadavre.

Comme *conclusion* : le répit de 18 jours, si on me l'accorde, obtenu par les bains froids, en empêchant toute lésion nouvelle due à l'excès de la température, est survenu trop tard pour permettre à un organisme profondément altéré de réparer des dégâts dont la persistance est incompatible avec la vie, dégâts anciens causés par des excès prolongés de température non combattus.

Et enfin :

L'aphorisme de Brand n'est en aucune façon infirmé par ce cas de mort (2).

.§ III

J'entre maintenant dans la partie la plus facile de ma tâche, celle de la confirmation de l'aphorisme. A part quelques remarques intéressantes que j'aurai çà et là à relever, cette partie sera la plus uniforme, car elle traite des résultats obtenus à Lyon par la méthode de Brand : or, j'ai dit ailleurs que ces résultats étaient toujours les mêmes ; je les ai décrits une fois

---

(1) Il est évident, d'après la formule même de la méthode, que les bains n'ont pas été administrés pendant ces phases de collapsus ; il n'y a eu de bain que lorsque la température rectale dépassait 38°5.

(2) Il faut encore tenir compte, dans ce cas, du séjour dans un milieu nosocomial, de la difficulté d'obtenir dans un hôpital le changement régulier des compresses abdominales, surtout la nuit. Peut-être, chez ce malade, l'usage topique des lavements d'eau froide, à dose massive, nous eût-il rendu service.

Quoi qu'il en soit de cette observation, je dirai en dernier lieu et à ce propos qu'on peut fouiller en vain dans les cinq ou six mille fièvres typhoïdes traitées jusqu'à ce jour par la méthode Brand, on ne pourra trouver un seul insuccès dans les cas traités régulièrement dès le début.

et je n'y reviendrai pas, ma description ayant été confirmée dans tous ses détails : une maladie dont la marche est tracée d'avance, dans laquelle il n'y ni pronostic à discuter, ni complication à craindre, ne se prête pas à des descriptions multipliées.

Aussi, sauf pour 4 ou 5 cas, je relaterai en quelques mots seulement les observations recueillies à Lyon, en suivant autant que possible l'ordre chronologique, commençant en conséquence par les miennes.

La méthode de Brand dans les hôpitaux.

Obs. I. — Hôpital de la Croix-Rousse, salle Saint-Pothin, service de M. le docteur Faivre, n° 18. Curtil, dix-sept ans, entré le 3 juillet 1873, sorti le 5 août. Durée du séjour, 33 jours. *Fièvre typhoïde adynamique* ; début 7 jours avant le premier bain. — Durée du traitement, 12 jours. — 69 bains. Défervescence le sixième jour, après 47 bains. — Durée de la maladie, 21 jours ; de la convalescence, 12 jours. Guéri.

Obs. II. — Id., n° 43. Lunot, vingt-cinq ans. Du 5 juillet au 13 août. Séjour, 39 jours. *Forme adynamique très-grave.* Début, 14 jours. — Durée du traitement, 21 jours : 157 bains. Défervescence lente, après 11 jours et 86 bains. — Durée de la maladie, 45 jours ; de la convalescence, 8 jours. — Guéri. (C'est le malade qui a fourni l'observation-type de mon premier article.)

Je ferai remarquer que, chez ce malade, il a fallu lutter onze jours avant d'amener la défervescence. Le premier bain fut donné le quatorzième jour de la maladie, six jours après l'entrée à l'hôpital (1). La méthode Brand n'était pas encore assez accréditée auprès de mon chef de service pour qu'il n'hésitât pas quelque temps, surtout dans ce cas fort grave, chez lequel il semblait que la réaction organique fût trop épuisée pour résister à un bain froid. La fin a justifié la respectueuse insistance que j'apportai et la courageuse détermination de M. le docteur Faivre, qui considérait le pronostic comme fatal et qui, après ce succès, devint le plus convaincu promoteur de la méthode (2).

Pendant les six premiers jours, le malade eut des épistaxis de

---

(1) Il est très-rare que les malades entrent à l'hôpital plus tard que la première semaine de la fièvre typhoïde ; on peut donc toujours appliquer le traitement dès le début, et cela à plus forte raison dans la clientèle civile.

(2) *Lyon Médical* du 4 janvier 1874.

plus en plus abondantes (jusqu'à deux palettes le dernier jour) te contre lesquelles on lutta en vain par les hémostatiques à l'intérieur. Dès le premier bain elles disparurent.

Obs. III. — Idem, n° 22. Chabert, vingt-huit ans. 22 juillet au 12 août; durée du séjour, 22 jours. Début, 9 jours. — Durée du traitement, 13 jours. — 89 bains; défervescence le cinquième jour, après 30 bains. — Durée de la maladie, 22 jours; de la convalescence, 9 jours. — Guéri.

Le malade était d'une constitution scrofuleuse, portait des cicatrices au cou; le coude droit était déformé, ankylosé et présentait les traces d'anciennes ostéites fistuleuses. Pour Brand, la tumeur blanche, loin d'être une contre-indication à l'emploi des bains, a paru, dans les cas qu'il a observés, s'améliorer sous l'influence du traitement (1).

Obs. IV. — Idem, n° 48. Lauvergne, dix-huit ans. Du 8 juillet au 2 août. Durée du séjour, 25 jours; début, 8 jours. — Durée du traitement, 13 jours; 75 bains; défervescence le dixième jour, après 61 bains. — Durée de la maladie, 21 jours; de la convalescence, 12 jours. — Guéri.

Obs. V. — Idem, n° 10. Pérouze, vingt-trois ans. Du 12 juillet au 11 août. Durée du séjour, 30 jours; début, 7 jours. — Durée du traitement, 9 jours; 46 bains : défervescence brusque le septième jour, après 40 bains. — Durée de la maladie, *16 jours;* de la convalescence, *21 jours.* — Guéri.

Chez ce malade, la rate, très-hypertrophiée, ne cessa d'être perceptible d'abord à la palpation, ensuite à la percussion, que le dixième jour du traitement. Pendant le cours de la maladie, il demandait les bains et ne voulait pas manquer ceux dont sa température l'eût pourtant dispensé.

Obs. VI. — Idem, n° 47. Pierre Perrin, vingt ans. Du 29 juillet au 23 août; durée du séjour, 25 jours; début, 3 jours. — Durée du traitement, 18 jours; — 113 bains; défervescence lente dès le cinquième jour, après 35 bains. — Durée de la maladie, 21 jours; de la convalescence, 7 jours. — Guéri.

C'est le malade dont j'ai fait reproduire la courbe thermique : il est intéressant à plusieurs points de vue.

---

(1) Dès le quatrième jour (25 bains) le malade demande instamment et obtient la permission de fumer pendant son bain !

Infirmier de la salle Saint-Pothin, dès qu'il se sentit malade et sut qu'il pourrait avoir une fièvre typhoïde, il demanda à entrer dans notre service, sachant aussi bien que moi quelle méthode nous y emploierions pour guérir sa maladie. Bien que soumise au traitement dès le troisième jour après le début, la fièvre typhoïde n'en suivit pas moins très-régulièrement son cours, dura vingt-un jours et ne fut nullement jugulée ; seulement la défervescence commença bien plus tôt (huitième jour de la maladie, cinquième du traitement), et lui-même fut convaincu dès le cinquième jour, par l'expérience qu'il avait acquise, de la certitude de sa guérison.

En troisième lieu se posait, à son égard, la question de contagion, si controversée encore aujourd'hui, et qui paraîtra pencher vers l'affirmative, si surtout j'ajoute que, quelques jours après, un second infirmier du service, habitué depuis longtemps aux hôpitaux, tomba également malade de la fièvre typhoïde.

C'était un grand garçon, âgé de cinquante-trois ans, grisonnant et qui, sur sa demande, fut soumis aussi à la réfrigération par la méthode Brand (à la salle Saint-Nizier, hospice de la Croix-Rousse, service de M. le docteur Français); mais il était emphysémateux, catarrheux, et l'on dut suspendre le traitement après seize bains à cause des accès de suffocation que lui causait le contact de l'eau froide (1). Etait-ce donc là une contre-indication ?

Je transcris, en manière de réponse, les considérations suivantes, la place ne permettant pas d'insérer l'observation inédite de Brand qui me les a suggérées. Le cas est tout à fait comparable : il s'agit d'un malade âgé de cinquante-quatre ans, atteint depuis longtemps de catarrhe, d'emphysème et d'asthme ; il prend une fièvre typhoïde, est traité par les bains, et finalement ramené à la guérison sans que les symptômes thoraciques se soient aggravés, sans qu'ils aient causé la moindre interruption dans le traitement.

La fièvre typhoïde étant reconnue en général comme plus grave que l'emphysème, Brand a dû lutter contre une tempéra-

---

(1) Le malade est aujourd'hui parfaitement guéri. Comme on n'a administré que seize bains, et qu'il y a eu traitement médicamenteux à la suite, je ne le compte pas dans ma statistique.

ture dont les excès prolongés pouvaient compromettre la vie du malade. Toutefois, il a fait aux symptômes thoraciques cette concession de diminuer le choc des bains (bains graduellement refroidis, bains plus chauds mais plus longs) (1) et leur nombre, dès que la maladie s'est prononcée dans le sens favorable.

Le catarrhe, l'emphysème ne peuvent donc pas être des contre-indications.

Je rappellerai à ce propos que, si la méthode a un principe uniforme, il est néanmoins laissé au médecin une grande latitude dans l'application. La seule condition absolue, celle qu'on ne peut enfreindre sans porter atteinte à la méthode de Brand, c'est de combattre et de prévenir *constamment* les excès de température, qui sont le seul danger de la fièvre typhoïde : or, l'expérience a surabondamment prouvé depuis Brand qu'on ne peut le faire avec fruit qu'en soustrayant de la chaleur au fébricitant toutes les trois heures, jour et nuit, puisque au bout de trois heures, l'effet du bain est épuisé et que le terrain gagné est reperdu.

Cette latitude ne va donc pas jusqu'à autoriser le médecin à se contenter d'administrer un bain de 35° pendant cinq minutes tous les jours à midi, comme le fit un docteur Frœhlich (1864), qui inféra de ses recherches que la méthode Brand ne donnait pas de meilleurs résultats que les autres modes de traitement. C'est un exemple que je choisis entre mille, car il est peu d'auteurs en Allemagne, et cela se verra peut-être aussi en France, qui aient pu se résigner

---

(1) Mais il est bon de dire, à propos des *bains tièdes*, qu'ils sont beaucoup plus fatigants pour le malade ; le patient se plaint moins, en effet, du bain que de sa durée. Il s'y trouve très-bien pendant les dix premières minutes environ ; mais à partir de ce moment, à partir du frisson, on doit développer un vrai talent de persuasion pour lui faire accepter de bon cœur le complément de son épreuve : or le bain tiède, *qui doit refroidir pour être efficace*, ne le fait qu'au bout d'un temps presque double. Je me permettrai de citer à cet égard le témoignage même des enfants de Brand, qui préféraient de beaucoup un bain froid, mais court, à un bain plus chaud et prolongé. Outre cet inconvénient, les bains tièdes (méthode de Ziemssen) ont celui d'exiger de grandes quantités d'eau (et toutes les trois heures), et ils sont réellement moins efficaces, à en juger du moins par la statistique de Leube, élève de Ziemssen, qui donne une mortalité plus que quadruple de celle de Brand : 19 au lieu de 4,5 pour 100 (je parle des statistiques brutes, dans lesquelles tout est englobé, sans qu'il soit tenu compte de la date du début).

à ne pas avoir créé eux-mêmes cette méthode si magnifique ; il en est peu qui ne se soient efforcés d'y apporter quelque modification, quelque prétendu perfectionnement : cela leur suffisait à décrire longuement un *procédé de l'auteur* et on oubliait même parfois que Brand existait. Pendant ce temps les fièvres typhoïdes, traitées par l'hydrothérapie, mouraient (1).

Voilà le véritable écueil ! il me suffit de l'avoir signalé. Pourquoi donc vouloir à tout prix modifier la méthode avant de l'avoir essayée et compromettre ainsi à la fois et la vie du malade et le remède qui peut le mieux la garantir ? Car, lorsque l'eau ne guérit pas, il n'y a rien à attendre des médicaments ! Le médecin consciencieux, qui veut guérir ses typhiques au lieu de les laisser guérir (ou mourir), revient en dernier appel à la méthode-mère, celle de Brand, qui est large, répond à toutes les éventualités, à toutes les prévisions et renferme tous les procédés en ayant pour principe général de *proportionner à chaque instant l'intensité du froid*, sous quelque forme qu'il soit administré (2), *à l'intensité de la chaleur à combattre.*

---

(1) C'est ainsi et seulement ainsi que l'on aura avec l'hydrothérapie de réels insuccès. C'est pour cela que la méthode Brand a été si souvent rejetée comme inefficace. On n'en comprenait pas le principe, on administrait quelque eau froide au malade, deux ou trois bains, et tout était dit. On croyait avoir *traité* un typhique par l'hydrothérapie, et la méthode était jugée, elle ne guérissait pas,..... « Ce qu'il faut exiger dès à présent, c'est que l'arbitraire ne règne plus dans les applications de l'hydrothérapie, et qu'il n'y ait pas autant de procédés divers que d'opérateurs. » (1874, *Traité théorique et pratique de l'hydrothérapie*, par le docteur Beni-Barde, qui, pour le dire en passant, ne mentionne nulle part l'œuvre de Brand, et dans un traité de plus de mille pages, n'en consacre que deux à la fièvre typhoïde.)

(2) Pourvu qu'après chaque épreuve, la température soit abaissée de 0°8 au moins (dans le rectum) et se maintienne à ce niveau pendant deux heures. Si l'on n'a pas obtenu cet abaissement, si même il y a eu élévation de la température, c'est que l'épreuve aura été trop courte, trop mitigée ou peut-être excitante (à l'instar des affusions simples ou du drap mouillé). Il faut tenir compte aussi des erreurs de mensuration, erreurs pouvant provenir aussi bien du thermomètre que de l'infirmier. L'eau froide ne peut pas ne pas refroidir : c'est évident.

Est-il nécessaire d'ajouter qu'une fièvre typhoïde, qui, à aucun moment du premier septénaire, ne dépasse 39°. dont le diagnostic est par suite déjà très-incertain, n'indique en aucune façon un traitement aussi énergique que celui des bains froids toutes les trois heures. De simples lotions, des compresses froides seront bien suffisantes : elles seront utiles, car la longue persistance d'une température de 39° est déjà nocive ; mais il faut être sur ses gardes, et, si le diagnostic se confirme, instituer les bains dès que la

C'est ainsi que Brand insiste sur l'énergie du traitement au moment périlleux (bains plus froids, plus longs, plus rapprochés) et le recommande doux et mitigé (température du bain plus élevée ou graduellement refroidie, etc., durée moins longue; baigner le malade seulement lorsqu'il a 39° ou même 39°5, etc.), lorsque le danger est passé, et c'est là ce qui varie pour chaque cas particulier, ce qui permet d'individualiser la méthode, ce qui rend indispensables la surveillance et le tact du médecin. Mais *on ne se trompe jamais* en appliquant le traitement tel que je l'ai décrit et j'indique ainsi le motif de la formule quasi-mathématique que j'ai dû employer dans mon rapide aperçu.

Obs. VII. — Idem, n° 19. Revoil, dix-sept ans. Du 6 août au 21 septembre; durée du séjour, 46 jours; début, 6 j.— Durée du traitement, 44 jours; — 199 bains; défervescence très-lente dès le neuvième jour, après 56 bains. — Durée de la maladie, 50 jours; de la convalescence, 2 jours. — Guéri.

Les excès alimentaires ont failli compromettre le succès; tout allait bien, sauf la température, qui bientôt nous fit découvrir que le malade volait du pain à ses voisins, et même dans une autre salle que la sienne; la longue défervescence lui tint lieu de convalescence (1).

Obs. VIII. — Idem, n° 45. Dalessandri, dix-sept ans. Du 10 août au 30 septembre; durée du séjour, 51 jours. *Forme adynamique*; début, 8 jours; durée du traitement, 34 jours; — 150 bains; défervescence dès le premier jour; puis du neuvième au vingt-unième jour, ascension lente qui atteint de nouveau le chiffre de 40°, enfin défervescence légitime pendant quinze jours.— Durée de la maladie, 42 jours; de la convalescence, 7 jours. — Guéri.

Chez ce malade, les excès alimentaires ont failli être plus funestes que chez le précédent; c'est le seul chez lequel nous

---

température rectale atteint ou dépasse 39°5. Plus tard, le degré de gravité, la date de la maladie, et par suite le degré d'intensité de la médication à lui opposer, seront appréciés : 1° par la température avant le bain ; 2° et surtout, par le degré et la durée de l'abaissement qui suit le bain.

(1) Les excès alimentaires ne sont pas à redouter dans la clientèle civile; à l'hôpital, le seul procédé pour les prévenir consisterait à isoler complètement les fièvres typhoïdes des autres malades. On éviterait ainsi, en outre, une contagion possible.

ayons retrouvé, après une première défervescence, le chiffre de 40°. Pendant la période d'ascension anormale, il eut un météorisme intense, de la diarrhée (symptômes d'une seconde jetée intestinale), cette hyperesthésie iliaque dont j'ai parlé. La défervescence légitime fut marquée par une éruption furonculeuse confluente à la région sacrée : gangrène et incision d'un pont cutané interfuronculaire, qui pouvait à ce moment, sauf le mode de début, en imposer pour une eschare.

Obs. IX. — Idem, n° 42. Moreau, vingt ans. Du 19 août au 8 septembre ; durée du séjour, 20 jours ; début, 9 jours.— Durée du traitement, 12 jours ; 58 bains ; défervescence graduelle dès le premier jour. — Durée de la maladie, 21 jours ; de la convalescence, 7 jours. — Guéri.

Obs. X. — Idem, n° 50. Darchine, seize ans. Du 26 août au 30 septembre ; durée du séjour, 35 jours. *Forme ataxo-adynamique grave* ; début, 4 jours après 11 jours de prodromes.—Durée du traitement, 26 jours ;—139 bains ; la défervescence ne s'établit franchement que le dix-huitième jour, après 124 bains ; elle dure 9 jours. — Durée de la maladie, 30 jours ; de la convalescence, 9 jours. — Guéri.

Ce malade présenta à son entrée un délire assez intense pour qu'on fût obligé de le sortir pendant la nuit de la salle, qu'il troublait par ses cris. Le faciès était pénible à voir, exprimait l'anxiété la plus vive, l'accablement. Le malade se sauvait de son lit, pour retomber impuissant à terre. La respiration était fréquente, la face cyanosée, marbrée ; les poumons engoués, siége d'un catarrhe intense.

Le choc du premier bain fut effrayant : je dus maintenir le malade dans l'eau, malgré ses cris désespérés, en le pressant énergiquement sur les épaules, tandis que je faisais retenir par l'infirmier les membres inférieurs. Après sept minutes de lutte, il devint doux et tranquille, acheva son bain sans se plaindre, et dès lors les symptômes cérébraux, ainsi jugulés, ne reparurent pas. Le traitement put s'effectuer sans le moindre obstacle ; l'effet des bains ne manquait jamais et le malade était le premier à les demander, à convenir du bien-être qu'il en retirait. Il est inutile d'ajouter que les symptômes thoraciques s'amendèrent (compresses froides) et suivirent la marche graduellement décroissante que j'ai indiquée ailleurs.

Obs. XI. — Idem, n° 14. Doux, vingt-quatre ans. Du 12 septembre au 11 octobre ; durée du séjour, 29 jours ; début, 9 jours. — Durée du traitement, 27 jours ; — 154 bains; défervescence le *dix-huitième jour*, après 134 bains. — Durée de la maladie, 36 jours ; de la convalescence, 2 jours. — Guéri.

Ce type traînant n'a pourtant rien présenté de remarquable ; les deux sommets pulmonaires étaient suspects, mais il n'y eut jamais de signe positif ; la bronchite même était presque nulle (1). La céphalalgie intense du début et un torticolis, qui empêchait tout mouvement du cou, disparurent rapidement après deux ou trois bains. Le dix-huitième jour du traitement, le malade obtint la permission de se lever, avec la recommandation expresse de ne pas s'asseoir, mais de se promener tout le temps, de se remettre au lit dès qu'il se sentirait fatigué, de se coucher au moins toutes les trois heures pour laisser prendre sa température et aller au bain, s'il y avait lieu. Il fit ainsi pendant neuf jours (2).

Obs. XII. — Idem, n° 48 bis. Lapalud, vingt-six ans. Du 13 septembre au 7 octobre ; durée du séjour, 24 jours. *Forme ataxique grave*; début, 6 jours. — Durée du traitement, 18 jours ; 120 bains ; défervescence le huitième jour, après 72 bains. — Durée de la maladie, 23 jours ; de la convalescence, 1 jour (il l'acheva chez lui). — Guéri.

C'est ce malade dont j'ai parlé dans ma première note. Il présenta, pendant la défervescence, une éruption furonculeuse très-confluente et des abcès sous-épidermiques aux mains. C'est le seul de nos malades qui ait été atteint d'alopécie.

---

(1) La phthisie n'est pas une contre-indication pour Brand, qui a plongé des *cavernes* dans le bain froid. Elle suit son cours sans être précipitée par les bains. Cependant, la fièvre typhoïde guérit.

On a dit que ces bains répétés devaient favoriser ou même engendrer la tuberculose, les pleurésies, le rhumatisme... que sais-je encore : or cela ne s'est jamais rencontré ; ils ne guérissent pas ces affections lorsqu'elles existaient *in posse* ou *in actu* au moment où l'on a commencé le traitement de la fièvre typhoïde ; c'est là tout ce qu'on peut leur reprocher.

(2) C'est le seul de mes malades qui fut, pendant sa convalescence, atteint de diarrhée (j'ai revu tous les autres un mois après leur sortie de l'hôpital et en parfaite santé). Il exigea, pour affaires de famille, un exeat précipité, et, malgré nos recommandations, fit des excès alimentaires qu'il n'eut aucun scrupule à nous avouer. Il est du reste aujourd'hui parfaitement guéri.

Obs. XIII. — (Idem, n° 45 bis). Pont, vingt-quatre ans. Du 2 octobre au
5 novembre; durée du séjour, 34 jours. *Forme adynamique*; début, 4 jours.
— Durée du traitement, 23 jours ; — 101 bains; défervescence très-lente,
presque en plateau, mais régulière, dès le troisième jour, après 8 bains. —
Durée de la maladie, 27 jours; de la convalescence, 11 jours. — Guéri.

La défervescence est obtenue très-rapidement chez ce malade,
traité dès le quatrième jour après le début; mais la maladie n'en
a pas moins eu sa durée normale.

Obs. XIV. — (Hôpital de la Croix-Rousse, salle Saint-Irénée. Service de
M. le docteur Soulier, observation de M. de Finance, interne du service),
n° 44. Chanteur, 26 ans, entré le 22 août, sorti le 21 septembre. Durée du
séjour, 30 jours. Début 3 jours — Durée du traitement, 21 jours. — 98
bains, Défervescence le sixième jour, après 43 bains. — Durée de la maladie, 24 jours ; de la convalescence, 9 jours. Guéri.

Obs. XV.—(Idem, n° 49). Poupée, 18 ans, entré le 28 août, sorti le 15 septembre. — Durée du séjour, 18 jours. — Début, 8 jours. — Durée du
traitement, 8 jours. — 55 bains ; défervescence dès le troisième jour, après
10 bains. — Durée de la maladie, 16 jours ; de la convalescence, 10 jours.
Guéri.

Obs. XVI. — (Idem. Observation de M. Bourguet, interne du service),
n° 13. Similion, 23 ans, 1er décembre, 31 décembre. — Durée du séjour,
30 jours. *Forme adynamique grave*. Début, 8 jours. — Durée du traitement,
18 jours. — 75 bains; défervescence le sixième jour, après 35 bains. —
Durée de la maladie, 26 jours ; de la convalescence, 13 jours. Guéri.

Obs. XVII. — (Idem, n° 40). Guillot, 22 ans, du 8 au 22 décembre. — Durée du séjour, 14 jours. Forme légère. — Début, 9 jours. — Durée du traitement, 8 jours. — 30 bains. (A partir du quatrième jour du traitement, les
bains sont donnés seulement au-dessus de la T. R. de 39°). Défervescence
dès le premier jour. Durée de la maladie, 17 jours ; de la convalescence,
4 jours. Guéri.

Obs. XVIII.— (Hôpital de la Croix-Rousse, salle Saint-Nizier. Service de
M. le docteur Français, observation de M. Chaboux). Court, 18 ans, entré
le 15 octobre, sorti le 5 novembre. — Durée du séjour, 20 jours. — Début,
9 jours. — Durée du traitement, 11 jours. — 54 bains ; défervescence graduelle dès le troisième jour après 12 bains. — Durée de la maladie, 20 jours;
de la convalescence, 9 jours, Guéri.

Obs. XIX. — (Idem, n° 17). Pigeon, 33 ans, entré le 16 octobre, sorti le
7 novembre. — Durée du séjour, 21 jours. — Début, 7 jours. — Durée du
traitement, 11 jours. — 71 bains. — Durée de la maladie, 18 jours ; de la
convalescence, 10 jours. Guéri.

Obs. XX. — (Idem, obs. de M. Albert). Girodoux, 18 ans, entré le 12 novembre, sorti le 12 décembre. — Durée du séjour, 31 jours. — Début, 5 jours. Durée du traitement, 23 jours. — 92 bains. — Durée de la maladie, 27 jours ; de la convalescence, 8 jours. Guéri.

Obs. XXI. — (Idem, salle Sainte-Blandine, service de M. le docteur Français, suppléé par M. le docteur Schaak, obs. de M. Chaboux, suppléé par M. Teissier, interne du service). Marie Guillot, 23 ans ; du 16 septembre au 28 octobre. — Durée du séjour, 42 jours. *Forme ataxo-adynamique très-grave.* — Début, 13 jours, après 10 jours de prodrômes. Durée du traitement 18 jours. — 120 bains ; défervescence le treizième jour après 92 bains. — Durée de la maladie, 31 jours ; de la convalescence, 18 jours. — Guéri.

Voici son histoire en peu de mots :

Réglée depuis l'âge de quinze ans, hystérique, menstruation en retard de quinze jours. Du 16 au 22 septembre, jour où l'on soumet la malade au traitement par les bains froids, on observe les symptômes suivants : céphalée intense, surexcitation nerveuse, visage vultueux, hallucinations, diarrhée, vomissements fréquents. Pouls de 100 à 120. T. A. oscillant entre 39°8 et 40°6. Le 19 septembre, taches rosées, gargouillement, subdelirium. Le 20 et 21, délire, fuliginosités, ataxie. La malade refuse tout aliment, toute boisson.

22 septembre, traitement par la méthode Brand. Dès le second bain, disparition des symptômes ataxiques, qui laissent à découvert une profonde adynamie, un aspect comateux.

26. Syncope dans le bain. Pas d'interruption dans le traitement.

25. Appétit.

27. Etat général satisfaisant.

30. Entérorrhagie à deux reprises, une dans le bain, la seconde deux heures après. T. R. 40°5. R : Compresses glacées sur le ventre. Pas de suspension des bains.

1er octobre et jours suivants : amélioration, faim. La température qui, jusqu'au 4 octobre, avait oscillé autour de 40°, présente, à partir de ce moment, une défervescence graduelle. — Le 6, le 7, la malade ne prend que quatre bains.

8. Appétit insatiable, régime animal.

9. Suppression des bains, apparition des règles. Abcès sous-épidermiques (1).

10 et jours suivants, l'état général reste excellent, les abcès suivent une

---

(1) Ces petits abcès n'ont, bien entendu, rien de pyémique. Ils n'ont, comme les exanthèmes furonculeux, du reste, d'autre intérêt que celui d'un épisode passager de la convalescence. Ces manifestations cutanées nous ont paru être plus confluentes et plus intenses dans les formes ataxiques.

marche régulière, toutefois en causant sur le tracé thermométrique un arc régulier dont le fastigium 39°7 est atteint en sept jours, puis oublié en cinq jours.

22. Santé parfaite, un peu de faiblesse.

A aucun moment il n'y a eu la moindre menace d'eschare.

C'est bien là une observation qui démontre que, pour appliquer la méthode, il faut avoir foi en elle.

A la suite de quelques hésitations, le traitement est appliqué seulement le treizième jour de la maladie. La forme adynamique est masquée par l'ataxie pendant les premiers jours et, comme les bains ont une action brusque sur celle-ci, l'adynamie apparaît, dès leur emploi, avec une intensité qu'on serait, si l'on n'était prévenu, tout disposé à rapporter au mode de traitement employé.

Au dix-neuvième bain, à minuit (quinzième jour de la maladie), il y a *syncope* dans le bain ; les frictions, l'éther, les excitants en firent rapidement justice. Trois heures après, la température était de 40°2. Considérant, avec Brand, que la syncope est un accident sans suites, comparée à l'excès de température, je fis mettre, en ma présence, la malade au bain, après lui avoir administré une gorgée de vin vieux. La température de l'eau était comme avant de 20° ; l'affusion froide sur la tête ne fut pas négligée ; seulement on massa (1) énergiquement la malade dans le bain, et son attention fut constamment maintenue éveillée. Cet accident ne se renouvela pas.

Du reste, et il est juste de le mentionner, cette syncope qui n'a été vue par aucun médecin, qui a été si fugace, et que je signale d'après la narration que m'en a faite l'infirmier, n'avait très-certainement qu'une fort lointaine analogie avec la forme autrement inquiétante, autrement significative que Wunderlich (2) décrit si bien sous le nom de *collapsus* (refroidissement des ex-

---

(1) Le massage dans le bain présente un double avantage : il favorise la réfrigération en multipliant et renouvelant incessamment les contacts avec l'eau froide : le malade s'en plaint à ce point de vue et le frisson éclate plus tôt ; il trouble la passivité des typhiques, dont l'inertie dans le bain effraie bien davantage que ses plaintes ou sa résistance.

(2) Archiv. für Heilkunde. Bd. II, 1861, page 289 et suivantes.

trémités, cyanose, extinction du pouls radial, maintien ou chute excessive de la témpérature élevée, etc.); que Ziemssen (1) attribue à une amyosthénie cardiaque, une systole insuffisante, dont il combat très-efficacement, dit-il, la persistance avec la potion de Stokes (2), et à l'aide de frictions qui, facilitant la répartition de la masse sanguine, diminueront la tension dans les gros troncs vasculaires et soulageront d'autant le travail du cœur.

Brand n'a jamais à lutter contre cet accident, qu'il met sur le compte de la dégénérescence cireuse du muscle cardiaque, lésion tardive due aux excès prolongés de température : il ne croit donc pas à sa possibilité lorsque le traitement est appliqué dès le début. Dans les périodes plus avancées de la maladie, chez les sujets extrêmement affaiblis (le pouls sert alors de critérium), Brand recommande de faire précéder chaque bain d'une cuillerée, deux au besoin, d'un vin généreux ; en agissant ainsi, on n'aura pas de surprise à redouter. D'ailleurs, il faut bien se garder de suspendre le traitement dans les cas de collapsus, syncope, lipothymie, etc. Ces symptômes de myosite cardiaque sont indépendants du bain, et, d'un autre côté, constituent toujours un signe pronostique de mauvais augure. Ce ne serait vraiment pas la peine de recourir à un nouveau traitement de la dothiénentérie si on devait s'en méfier et le repousser toutes les fois que le cas devient grave, que survient un accident sérieux compromettant pour la vie : on ne serait alors pas plus avancé qu'avec les médicaments.

J'arrive à *l'entérorrhagie*, complication redoutable, bien que Trousseau et, avant lui, Kennedy et Graves l'aient considérée comme une crise de favorable augure. Tout fait présumer que, chez notre malade, nous n'aurions pas eu à lutter contre cette complication, si le traitement eût été appliqué plus tôt ; car ja-

---

(1) Ziemssen und Immermann, die Kaltwasserbehandlung des Typhus abdominalis, Leipzig, 1870.

    (2) Cognac 60,0
       Jaune d'œuf n° 1.
       Eau de cannelle 60,0.
       Sirop de sucre 30,0.

       M. D. S. une cuillerée toutes les heures.

mais Brand ne l'a observée chez les malades traités dès le début;
en second lieu, c'est celle à laquelle on doit le moins s'attendre
avec la méthode Brand, puisque l'intégrité fonctionnelle des organes digestifs, l'absence bien avérée de dyspepsie, de diarrhée,
de météorisme, l'appétit constant dans tous les cas régulièrement
traités, tout, en un mot, permet de supposer — ce que pourrait
vérifier une autopsie, si la méthode le permettait — que les lésions intestinales, génératrices des hémorrhagies avortent ou,
tout au moins, n'atteignent pas la période ulcérative ; et, d'un
autre côté, il n'y a pas encore, au huitième jour de la typhoïde,
cette dyscrasie du sang, cette hémophilie que crée le virus typhique abandonné pendant longtemps à lui-même.

Quoi qu'il en soit, chez la malade de Sainte-Blandine, l'eau du
bain, à onze heures du soir (huitième jour du traitement, vingt-
unième de la maladie), fut teintée de sang (1). A la seconde hémorrhagie, qui eut lieu deux heures après dans le lit, je trouvai
environ 200 grammes d'une matière visqueuse, homogène, cou-
leur de goudron; comme il n'y eut à ce moment aucun signe
d'une perte de sang un peu abondante (ni pâleur des téguments,
ni faiblesse, ni collapsus, etc.), que l'hémorrhagie paraissait remonter à plusieurs heures déjà, que la T. était de 40°3, la malade dut prendre son bain, par la même considération que j'ai fait
valoir plus haut. Seulement il fut recommandé de changer coup
sur coup des compresses glacées sur l'abdomen dans l'intervalle
des bains. L'hémorrhagie ne se reproduisit pas (2).

Dans les cas où l'entérorrhagie est plus abondante, Brand fait

---

(1) Le flux cataménial, l'avortement, que leur coïncidence avec le bain peut
faire confondre avec l'entérorrhagie, ne constitueraient en aucune manière
des contre-indications au traitement.

La crainte d'un avortement ne doit pas faire rejeter le bain froid. Car la
fièvre typhoïde cause fréquemment par elle-même cet accident : d'après la
statistique de Bourgeois (cité par Cazeaux, Joulin, Jacquemier), il y a eu
sur seize cas de typhoïde grave chez des femmes enceintes d'un mois,
douze avortements ; sur quinze cas chez des femmes au septième mois, neuf
accouchements prématurés.

(2) C'est à l'aimable obligeance de mes collègues à l'hôpital de la Croix-
Rousse que je dois d'avoir observé quatorze fièvres typhoïdes dans mon
service en moins de quatre mois et d'avoir pu suivre de près celles des
autres services. Qu'ils en acceptent ici l'expression de ma sincère reconnaissance !

suspendre les bains et insiste énergiquement sur la réfrigération dans le lit à l'aide de vessies de glace, et sur le repos absolu dans le décubitus dorsal.

On nous dit : ... Mais avec vos bains vous devez favoriser les hémorrhagies intestinales : l'intestin est ulcéré (on ne parle donc, dans ce cas, que des intestins typhiques soumis tardivement à la méthode), et le bain froid, en ischémiant la périphérie, congestionne les viscères dans lesquels doit affluer le sang, augmente la tension des vaisseaux entériques, d'où hémorrhagie au niveau des plaies. Ce qui prouve ce reflux sanguin, c'est l'élévation de la température au moment du *choc*...

Il y a bien là quelque vraisemblance, à la vérité. Pour répondre à cette objection, M. le docteur Soulier a institué et j'ai fait avec lui les expérience suivantes :

1° Nous avons plongé dans des bains de 8° à 14°, soit des lapins, soit des cabiais préalablement rasés, et le thermomètre, placé auparavant dans leur rectum et maintenu avec lui au-dessus de l'eau, n'a pas, à six épreuves différentes pratiquées sur des animaux différents, montré la moindre élévation de température. Au bout de deux ou trois secondes, le niveau mercuriel commençait à s'abaisser : ces résultats sont en tout conformes à ceux fournis par les expériences de Murri sur l'homme (1).

2° Placés dans une étuve de 40°, nous avons mis à jour la muqueuse de l'iléon d'un lapin vivant, muqueuse exposée ainsi à un milieu dont la température n'était pas inférieure à celle de l'animal, et nous l'avons plongé dans un bain de 15°, en ayant bien soin que plaie et intestins fussent exactement préservés du contact de l'eau. Or, au moment de l'immersion, la muqueuse a très-manifestement pâli, ses capillaires se sont vidés, et les mouvements vermiculaires se sont précipités, entraînant avec eux les matières intestinales.

Cette expérience, pratiquée sur un second lapin, puis sur un cabiai avec des résultats identiques et parfaitement nets, ne

---

(1) *Du pouvoir régulateur de la température animale*, par le docteur Aug. Murri, adjoint à la chaire de clinique médicale à l'université de Rome. Revue critique par le docteur H. Charvet, in *Lyon-médical*. T. XIII, n°6, 3 août 1873.

prouve-t-elle pas qu'il y a, sous l'influence brusque du froid, contraction presque simultanée de tout le système capillaire, état *psychrotonique* (? ψυχρός, froid), qui doit s'accompaguer d'une augmentation de tension dans les gros troncs — ce qu'il faut bien admettre — et dans les artères de moyen calibre — ce que prouvent mes tracés (1).

Il semblerait, au premier abord, que cette augmentation de tension doit favoriser la syncope chez les sujets à myocardite régressive; mais, de même que le froid agit sur les petits vaisseaux en provoquant la contraction de la tunique musculaire et diminuant leur lumière, de même nous paraît-il, d'après tout ce qu'on sait sur l'action physiologique du bain froid, se comporter à l'égard de la musculature cardiaque : il la galvanise à la manière de la digitale, mais sans présenter les dangers (intolérance, accumulation de doses ou d'action) inhérents à l'emploi prolongé de ce poison. Le froid n'est-il pas un remède banal de la syncope? Du reste, on n'observe jamais cet accident au début du bain, au moment du choc; il peut se présenter, au contraire, après le bain, lorsque celui-ci n'a pas refroidi, ou surtout lorsqu'une réaction provoquée et intempestive vient brusquement substituer, pour le cœur, une cause de dépression (voir plus haut) à l'énergique stimulation que lui avait imprimée le froid. Ces mêmes considérations peuvent s'appliquer aux cas d'affections valvulaires, lesquelles ne constituent aucune contre-indication à la méthode Brand.

En résumé, loin de causer les congestions viscérales, le froid

---

(1) En laissant de côté son rôle pathogénique, j'ajouterai que la diminution de tension du sang dans la fièvre typhoïde est prouvée par l'accélération du pouls (Héring retire brusquement quinze à seize livres de sang à des chevaux et voit le pouls s'élever aussitôt de quarante à quatre-vingts pulsations), par son dicrotisme (Marey), par la diminution de l'urine (Béclard, *Traité élémentaire de physiologie*, 5ᵉ édition, p. 189), par la présence fréquente d'albumine dans cette humeur (expérience de Krimer, Brachet, Mueller et Peipers, qui, ayant coupé les nerfs que reçoit le rein, ont vu l'urine devenir légèrement albumineuse). Cet élargissement passif ou par paralysie que Schiff obtient par la section des nerfs vasculo-moteurs, serait ici produit par l'excès de température comme le prouvent l'action contraire du froid et ce fait expérimental que, lorsque l'homme est resté 30, 20, 10 minutes dans des étuves à + 45°, à + 50°, à + 90°, le pouls, qui battait 75 pulsations à la minute, s'élève à 120, 145, 164 (Béclard, p. 479).

serait puissant à les résoudre; c'est vrai, en fait, puisqu'il jugule le délire et la céphalalgie, puisqu'il prévient ou dissipe les hypostases, phénomènes observés à chaque pas dans la clinique.

Si pourtant l'on veut encore argumenter contre les bains, en nous opposant les 16 entérorrhagies que Wunderlich a observées sur ses 155 typhiques traités par l'eau froide, le docteur V. Wunderlich fils (1), répondra dans un mémoire remarquable d'érudition, de lucidité, de sincérité scientifique :

1° Aucun n'est mort, tandis que la mortalité moyenne des entérorrhagies, de 34, 2 p. 100 (Griesinger) s'est quelquefois élevée au chiffre de 71,4 % (Duchek) et même de 82,4 % (Cérouville).

2° Il y a eu une influence de série, de constitution épidémique indéniable.

3° Dans quatorze cas sur seize, l'hémorrhagie eut lieu très-longtemps après le dernier bain (douze heures au moins), et encore avait-elle été précédée, dans cet intervalle, de selles non sanguinolentes.

4° Enfin, comme conclusion, c'est grâce aux bains froids que l'hémorrhagie a été et doit être sans danger, innocente même, puisque ce traitement, qui conserve les forces en annulant la consomption fébrile et assurant la régularité des fonctions digestives, est celui qui met le malade dans les meilleures conditions pour supporter une perte de sang.

Obs. XXII. — (Idem. Service de M. le docteur Français, observation de M. Chaboux). Marie Béraud, 17 ans, entrée le 19 octobre, sortie le 21 septembre. — Durée du séjour, 23 jours. *Forme grave.* — Début, 8 jours. — Durée de traitement, 23 jours, — 102 bains; défervescence, le 6ᵉ jour, après 26 bains. — Durée de la maladie, 33 jours; de la convalescence, 7 jours. Guérie.

Avant de tomber malade, Marie Béraud avait rendu visite à sa sœur, atteinte de fièvre typhoïde.

---

(1) V. Wunderlich, ueber Darmblutungen bei Typhus abdominalis unter der Kaltwasserbehandlung in Leipzig. *Arch. der Heilkunde* 1872, p. 480-501. C'est le mémoire qu'à analysé M. le professeur Béhier dans sa leçon clinique (loc. cit.).

Il ne faut pas oublier, pour l'appréciation du traitement par les bains, que Wunderlich emploie la méthode de Brand modifiée, son procédé consistant à n'administrer de bain que lorsque la température atteint 39°8 le matin ou 40° le soir.

Obs. XXIII.—(Idem, observ. de M. Albert). Marie Poulat, 16 ans, entrée le 17 novembre, sortie le 17 décembre. — Durée du séjour, 30 jours. — Début, 10 jours. — Durée du traitement, 20 jours. — 88 bains. — Durée de la maladie, 31 jours ; de la convalescence, 9 jours. Guérie.

M. le docteur Faivre, appelé en ville auprès de la malade, jugea le pronostic fatal et fit accepter, comme ultime ressource le traitement par les bains froids, qui dut se faire à l'hôpital. Il y avait à ce moment une angine si intense que le médecin précédent avait porté le diagnostic et institué le traitement d'une angine diphthéritique. L'angine, la dysphagie (la malade ne pouvait rien ingérer) disparurent dès le troisième bain (1).

Obs. XXIV. — (Hôtel-Dieu (2), salle Saint-Martin, service de M. le docteur Chavannes, observ. de M. Dubief, interne du service, n° 22). Auguste Laurent, 19 ans, du 25 octobre au 5 décembre. Durée du séjour, 41 jours. *Forme adynamique grave.* — Début, 8 jours. — Durée du traitement, 26 jours — 207 b. Les excès alimentaires causèrent un stade amphibole suivi d'une seconde défervescence, comme dans l'observation VIII. — Durée de la maladie, 34 jours ; de la convalescence, 13 jours. Guéri.

Obs. XXV. — (Idem, n° 2). Cl. Magnard, 20 ans, du 25 octobre au 19 novembre. — Durée du séjour, 25 jours. — Début, 13 jours. — Durée du traitement, 11 jours. — 84 bains. — Durée de la maladie, 24 jours ; de la convalescence, 8 jours. Guéri.

Obs. XXVI.—(Idem, n° 1). Bonino, 20 ans, du 27 octobre au 19 novembre. — Durée du séjour, 23 jours. — Début, 8 jours. — Durée du traitement, 18 jours. — 108 bains ; défervescence le cinquième jour, après 33 bains. — Durée de la maladie, 26 jours ; de la convalescence 5 jours. Guéri.

Obs. XXVII. — (Idem, observ. de M. Chandelux, n° 2 (bis), Bordoni, 17 ans, du 16 novembre au 9 décembre. — Durée du séjour, 23 jours. *Forme ataxique très-grave.* — Début, 4 jours. — Durée du traitement, 20 jours. — 139 bains ; défervescence le dix-septième jour, après 104 bains (excès

---

(1), Amygdalotyphus, d'après les recherches et les conclusions de Frey (*Vierteljahrshrift der naturforschenden Gesellschaft in Zürich*, 1862. Bd. VII).

D'après Griesinger (*Traité des maladies infectieuses*, p. 235), les processus pharyngés de nature croupale ou diphthéritique, n'appartiennent qu'aux cas graves et d'un cours anormal. La détermination pharyngée amène la mort dans la majorité des cas.

(2) A l'Hôtel-Dieu, les typhiques sont d'abord dirigés sur les différents services de fiévreux, puis de là, si le chef de service croit à la méthode Brand, envoyés à la salle spéciale du traitement par les bains

alimentaires). — Durée de la maladie, 24 jours ; convalescence chez lui. — Revu plus tard guéri.

Obs. XXVIII. — (Idem, n° 23). A. Bonnet, 38 ans, du 4 au 19 novembre. —Durée du séjour, 15 jours. *Forme ataxique.* — Début, 14 jours — Durée du traitement, 4 jours. — 16 bains ; la température n'a pas atteint 40°. (Le malade ne figurera pas dans ma statistique). Durée de la maladie, 18 jours ; de la convalescence, 11 jours. Guéri.

Obs. XXIX. — (Idem, n° 1). Lance, 17 ans, du 23 novembre au 8 décembre. — Durée du séjour, 15 jours. — Début, 10 jours. — Durée du traitement. 10 jours. 61 bains ; défervescence le quatrième jour, après 31 bains. — Durée de la maladie, 20 jours ; de la convalescence, 5 jours. Guéri.

Obs. XXX. — (Idem, n° 23 bis). Zaccone, 21 ans, du 25 novembre au 9 décembre. Durée du séjour, 14 jours. — Début, 6 jours. — Durée du traitement, qui fut incomplet (le malade ne sera pas compté dans la statistique), 6 jours. — 14 bains ; défervescence le troisième jour après 8 bains. — Durée de la maladie, 12 jours ; de la convalescence, 8 jours. Guéri.

Une sciatique très-douloureuse ou que le malade exagérait sans doute pour ne pas prendre de bain, sciatique (coïncidence ou complication ?) qui éclata pendant sa fièvre typhoïde avant le traitement balnéaire, obligea M. le docteur Chavannes à restreindre le nombre des bains, qui ne furent donnés qu'au-dessus de 39°5 dès le troisième jour du traitement. La fièvre était bénigne, du reste ; la sciatique ne fut nullement modifiée, ni en bien ni en mal, par l'emploi des bains froids (1).

La diathèse rhumatismale ne serait pas une contre-indication à la méthode. Peut-on parler hydrothérapie et rhumatisme sans songer aux trois célèbres observations du docteur Fox, qui, à l'aide d'un ou deux bains *glacés*, rendit à la vie ces formes de rhumatisme aigu, toujours mortelles, ces formes, marquées par une excessive température (jusqu'à 42°8) et « qu'on a confondues, avec la supposition d'une métastase sous le nom de rhumatisme cérébral (pas de lésion du cerveau ou des méninges), Fox (2). »

---

(1) Voir les procès-verbaux de la Société de médecine, in *Lyon Médical* de mars 1874.

(2) Fox n'a jamais vu guérir de rhumatisme aigu ayant dépassé la T. 41°. Il considère ce chiffre comme une formelle indication au bain.

J'ajouterai, à ce propos que, dans toute maladie, quelle que soit d'ailleurs

« Je n'ai pas besoin, dit à ce propos le professeur Lasègue, dont l'appréciation est très-vraie, de faire ressortir les analogies et les différences du traitement usité par le docteur Fox et de celui des médecins allemands. Le premier ne s'adapte qu'à une transformation extrême et ne paraît modifier la maladie que lorsqu'elle a, pour ainsi dire, cessé d'être un rhumatisme articulaire ; l'autre est la médication recommandée pendant toute la durée de la fièvre, à tous ses degrés et à toutes ses formes (1). »

Ob. XXXI. — (Hôtel-Dieu, salle Sainte-Jeanne, service de M. le docteur Boucaud, observation de M. Bermond, interne du service.) Élis. Humbert, 18 ans. Du 2 novembre au 15 novembre ; durée du séjour, 13 jours. *Forme adynamique.* — Début, 9 jours ; durée du traitement, 6 jours. — 23 bains ; défervescence brusque le cinquième jour, après 21 bains. — Durée de la maladie, 15 jours ; de la convalescence, 7 jours. — Guéric (2).

Obs. XXXII. — (Idem). Jeanne Perret, 15 ans ; du 18 novembre au 10 décembre ; durée du séjour, 22 jours. Début, 5 jours. — Durée du traitement. 14 jours. — 92 bains ; défervescence le onzième jour, après 61 bains. — Durée de la maladie, 19 jours ; de la convalescence, 8 jours. — Guérie.

Obs. XXXIII.— (Idem, obs. de M. Tédenat). Thérèse Dermonney, 24 ans. Du 27 novembre au 31 décembre. — Début, 8 jours ; durée du traitement. 22 jours. — 103 bains ; défervescence le quatrième jour, après 24 bains. Au dixième jour, à la suite d'excès alimentaires, la défervescence fut interrompue par un stade d'oscillations ascendantes, et le syndrome observé fit craindre une péritonite. Les bains furent continués, et six jours après tout était rentré dans l'ordre. — Durée de la maladie, 30 jours. — Guérie.

Obs. XXXIV. — (Salle Sainte-Jeanne, malade traitée par M. le docteur Mayet, observation de M. Rabot, interne). Claudine Cornet, 24 ans. Du 13 décembre au 17 janvier ; durée du séjour, 35 jours. Le traitement est appliqué le 24 janvier, au dix-huitième jour de la maladie. — Durée du

---

son essence, dans laquelle l'aggravation peut être attribuée avec quelque raison à l'excès de température (se présentant, dans ce cas, à titre de symptôme d'une complication et non plus de symptôme essentiel, comme dans la typhoïde), il est rationnel de s'adresser à la réfrigération. C'est ainsi que Brand administra les bains froids dans un cas d'*érysipèle traumatique à forme typhoïde.* Le malade (que je connus plus tard à Stettin) fut guéri. L'espace ne me permet pas de transcrire cette observation, qui est vraiment très-convaincante.

(1) *Archiv. de méd. 1872,* mai, p. 586. *Du traitement des maladies aiguës par l'eau froide,* par le docteur Charles Lasègue.

(2) Voir le procès-verbal de la Société des Sciences médicales, in *Lyon Médical,* n° du 15 février 1874.

traitement, 9 jours. — 40 bains ; défervescence le septième jour. — Durée
de la maladie, 27 jours ; de la convalescence, 8 jours. — Guérie.

La fièvre typhoïde présenta une marche normale, pendant les
deux premiers septénaires ; mais la température se maintenait
à une très-grande élévation (au-dessus de 40°), et le dix-huitième
jour elle atteignit le chiffre de 41°1. M. le docteur Mayet, redoutant
alors une complication, n'hésita pas, malgré le favorable pronostic que l'appareil symptomatique avait fait porter jusque là sur
l'issue de la maladie, à prescrire les bains froids. Il est difficile
de dire ce qu'il serait advenu de cette malade, sans l'intervention
des bains ; pourtant, il est bon de considérer que, malgré leur
emploi, la température rectale atteignait encore 40° avant le
vingt-troisième bain , mais grâce à eux sans retentissement sur
les symptômes (1).

Obs. XXXV. — (Hôpital de la Croix-Rousse, service de M. le docteur
Faivre, observation de M. Magnin, n° 48 bis). Cochon, 21 ans. Séjour anté-
rieur, du 15 au 29 sept. 1873, à l'hôpital, où il fut traité pour une ancienne
cachexie paludéenne, avec hypertrophie considérable de la rate. Le malade
rentre le 15 octobre 1873, avec une *fièvre typhoïde ataxo-adynamique* datant
de quatre jours (la rate est encore perceptible à la palpation dans le voisi-
nage de l'ombilic). Trois jours après, traitement par les bains. — Début,
7 jours, — Durée du traitement, 42 jours. — 114 bains ; défervescence le
neuvième jour, après 71 bains. — Durée de la maladie, 50 jours ; convalescence très-longue. — Guéri.

Pendant la convalescence de la fièvre typhoïde, la cachexie
paludéenne reprit ses droits, l'état général s'aggrava, et trente-
cinq jours après le dernier bain, M. le docteur Faivre s'exprimait
ainsi sur ce malade : « On a bien dit , il est vrai, qu'il y avait
incompatibilité entre la fièvre typhoïde et la phthisie; mais il n'en
est pas moins vrai que cette diarrhée persistante, cette toux fréquente, ces points mats à la percussion, très-manifestes et indu-
bitables, ce dépérissement croissant, tout semble annoncer une

---

(1) Depuis la présentation de mon mémoire à la Société des Sciences
médicales, trois nouvelles malades ont été traitées à la salle Sainte-Jeanne
pendant le mois de février. Le titre de ce travail ne me permettant pas d'en
relater ici les observations, je me réserve d'y revenir plus tard, avec tous
les détails qu'elles comportent, lorsque je poursuivrai l'évolution de la méthode Brand à Lyon pendant les mois de février et mars 1874.

maladie surajoutée, et c'est là le premier échec véritable de notre traitement que je dois signaler (1). »

Obs. XXXVI. — (Idem, n° 16). N..., 15 ans ; entré le 9 janvier. *Forme ataxo-adynamique grave.* — Début, 9 jours. — Durée du traitement, 20 jours. 48 bains ; défervescence dès le deuxième jour, après cinq bains. — Durée de la maladie, 29 jours. — Guéri.

Comme exanthème critique à signaler, le malade présenta un abcès furonculeux de l'aisselle.

La méthode de Brand en dehors des hôpitaux.

Obs. XXXVII. — (Clientèle particulière de M. le docteur Faivre). M. N... Début, 8 jours. — Durée du traitement, 14 jours. — 112 bains. — Durée de la maladie, 21 jours ; de la convalescence, 2 jours. — Guéri.

Le surlendemain du jour où le malade prit son dernier bain (la température rectale ne dépasse plus dès lors 38°5), il se promena dehors pendant une heure entière et rentra chez lui à peine fatigué. La marche de la maladie fut très-régulière : tout se passa, pour l'installation comme pour l'application des bains, avec la plus grande simplicité. La mère du jeune homme surveillait rigoureusement les bains pendant le jour, encourageait son fils, luttait énergiquement contre la faim dévorante du malade. Pendant la nuit, le service était fait par un ancien infirmier militaire et, par conséquent, avec une rigoureuse ponctualité.

Obs. XXXVIII. — (Clientèle particulière de M. le docteur R. Tripier). Mlle N..., 16 ans. Du 8 au 27 novembre. *Forme ataxo-adynamique très-*

---

(1) *Lyon Médical* du 4 janvier 1874.

Aujourd'hui, 14 mars, *ce malade est guéri.* Voici, du reste, ce que M. le docteur Faivre a eu l'extrême bonté de m'écrire à ce sujet pour le joindre à l'observation :

« Le malade auquel j'avais fait allusion, dans mon article du 4 janvier, comme devant prochainement périr en état de consomption pulmonaire, a très-heureusement trompé mon pronostic : la diarrhée n'existe plus depuis un mois, la toux a presque entièrement cessé, toute trace de fièvre a disparu, l'embonpoint a notablement augmenté et le teint cachectique a fait place à une coloration normale ; en un mot, c'est une convalescence achevée et complète ; il est donc évident que je dois rétracter aujourd'hui les paroles que j'avais écrites : *Ce sera le premier échec véritable de notre traitement.*

« Quel que soit l'avenir réservé plus tard à ce malade au point de vue de la tuberculose, avenir pour lequel je fais encore aujourd'hui les plus expresses réserves, nous avons donc le droit de dire que, sur les dix-huit ou vingt malades que nous avons traités dans la salle Saint-Pothin, nous n'avons eu que des succès. »

grave. — Début, 12 jours. — Durée du traitement, 11 jours. — 51 bains. — Durée de la maladie, 22 jours ; de la convalescence, 7 jours. — Guérie.

Voici, à peu près textuellement, les réflexions que cette observation a suggérées à M. le docteur Tripier :

. . . . . La malade a présenté, pendant les deux jours qui ont précédé le premier bain (onzième et douzième jours de la maladie), la forme ataxo-adynamique la plus grave, une de ces formes dont le pronostic est fatal, dont la guérison, exceptionnelle, ne s'obtient qu'après avoir traversé les complications les plus funestes. Or, il n'y a pas eu vestige de complication, pas même un de ces exanthèmes cutanés, si fréquents à la fin de la défervescence. Après chaque bain, l'amélioration était tellement manifeste que la famille même la constatait. Dès le troisième bain, la malade se rendait elle-même, à peine soutenue, à sa baignoire placée dans une chambre voisine. Les vingt ou vingt-cinq premiers bains furent bien supportés, la malade exprimait son bien-être ; mais plus tard, et cela d'autant plus que la défervescence touchait à sa fin, le traitement devint plus fatigant, et c'est alors, lorsque les bains étaient bien plus cruels (?), que la famille, loin d'apporter un obstacle aux ordres du médecin, fut la première à encourager la malade.

En présence d'un tel fait, comparé aux faits déjà connus, M. le docteur Tripier conclut que le médecin n'a pas le choix dans le traitement de la fièvre typhoïde, et, pour sa part, il est résolu à retirer ses soins à tout typhique qui refuserait les bains froids. . . . .

Ces réflexions, qu'on ne peut certes accuser d'être suspectes, se passent de commentaires. J'ai demandé à M. le docteur Tripier la permission de les signaler, parce qu'elles donnent une idée de la rapidité et de l'énergie avec lesquelles s'impose la conviction, conviction dont se rira seul le médecin qui n'a point vu et ne peut conséquemment juger par lui-même et comparer.

Obs. XXXIX. — (Obs. de M. le docteur Charpy). M. N..., étudiant en médecine, 20 ans. *Forme adynamique grave.* Début, 18 jours. — Durée du traitement, 18 jours (29 novembre au 17 décembre). — 97 bains ; défervescence le sixième jour, après 29 bains. — Durée de la maladie, 31 jours ; de la convalescence, 9 jours, — Guéri.

. . . . . La méthode, appliquée seulement le treizième jour après le début, n'arriva pas à temps pour prévenir l'apparition d'une nouvelle poussée intestinale (exacerbation de l'appareil symptomatique). Il y eut, dès le troisième jour du traitement, et malgré les bains, une intensité telle des symptômes que le pronostic, jusque là favorable, devint désespéré, et que vraisemblablement la mort fût survenue si la méthode avait été appliquée plus tard (1).

----

(1) De là l'importance d'une intervention précoce : avant le treizième jour on eût prévenu les accidents, au treizième jour on les a enrayés ;

Les bains furent acceptés par la famille, aussitôt que proposés ; les compresses froides sur le ventre, la tête, la poitrine, l'eau glacée en boisson étaient réclamées par le malade lui-même, qui leur reconnaissait une grande efficacité. L'installation a été facile, bien qu'il n'y eût pas de conduites d'eau dans la maison ; le malade n'eut jamais de selles dans le bain, qu'on changeait toutes les vingt-quatre heures (1). Il suffisait, pour obtenir la température de 20°, d'ajouter une marmite d'eau bouillante à l'eau du bain . . .

Obs. XL. — (De la clientèle particulière de M. le docteur Montvenoux, de Montluel, obs. communiquée par M. le docteur Poullet). J.-B. Prudel, 13 ans et demi. Octobre 1873. — Début, 8 jours. — 35 bains environ ont été administrés ; défervescence le troisième jour, après 24 bains ; le huitième jour, le malade ne prend que trois à quatre bains par jour. — Première sortie, vingt jours après le premier bain. — Guéri.

Obs. XLI. — (Clientèle particulière de M. le docteur Dupuy, d'Oullins). Mlle de P..., 13 ans. Début, 3 jours. — Traitement pendant six jours avec les compresses froides, puis bains froids pendant dix jours. — Durée de la maladie, 19 jours ; convalescence très-courte. — Guérie.

Chez cette malade, bien que les fomentations froides eussent été renouvelées *toutes les trois minutes, jour et nuit, pendant six jours*, on observa le sixième jour une température axillaire de 40°8 le soir, et les bains froids furent institués.

Cette observation de M. le docteur Dupuy est précieuse à ce point de vue qu'elle montre l'insuffisance, en tant qu'unique agent de réfrigération, des compresses froides, même changées toutes les trois minutes. Il est vrai que les symptômes généraux s'amendèrent très-notablement sous leur influence ; mais on ne peut songer sans frémir à la difficulté d'une pareille thérapeutique : seule une mère (et c'est le cas) est capable d'un tel dévoûment ; dans les hôpitaux, c'est totalement impraticable, ou bien il faudrait un contrôle incessant, auquel nul ne se résoudrait.

---

plus tard on en eût seulement prévenu de nouveaux, et le succès, dans ce dernier cas, eût dépendu moins de la méthode que de l'état de la nutrition au moment du premier bain. *Le traitement de Brand est beaucoup plus prophylactique que curatif.*

(1) On a voulu attribuer une grande part de l'efficacité des bains froids à ce fait que, grâce à eux, on obtenait, sans l'intervention d'agent spoliateur direct, des selles diarrhéiques fréquentes. Mais, et je l'ai déjà fait remarquer, cette diarrhée est *irrégulière* : on doit la combattre dès le début avec les compresses glacées, et leur action topique ne se fera pas attendre plus de deux ou trois jours, à moins qu'on n'ait à lutter contre cette dyssenterie rebelle des phases avancées de la maladie traitée trop tard. Les selles dans le bain doivent être exceptionnelles, et si j'ai parlé de leur fréquence, c'est que *l'application méthodique des compresses froides est impossible à l'hôpital,* surtout pendant la nuit.

Mais M. le docteur Dupuy y trouve un autre inconvénient très-réel et plus grave encore, c'est celui-ci : qu'on ne peut jamais laisser aux malades un instant de repos (sans quoi les compresses n'auraient aucune raison d'être), tandis qu'avec nos bains froids, le typhique jouit de trois heures au moins de tranquillité, dort paisiblement dans l'intervalle des bains et que, en outre, il est très-efficacement refroidi : car l'emploi simultané des *compresses froides*, qui est un *point capital* dans l'application régulière de la méthode, à ce point qu'en Allemagne on les appelle compresses de Brand (*die* BRAND'*sche Compressen*), n'est utile, en général, qu'au début et dans les cas très-graves ; et comme il ne s'agit plus alors d'abaisser la température du sang, mais de maintenir l'effet des bains, de lutter surtout contre les processus locaux (diarrhée, bronchite, délire) et de prévenir leur dégénération, il suffit, pour atteindre ce but, de les changer tous les quarts d'heure. J'exprimerai mieux ma pensé en disant que *le bain froid est surtout antipyrétique , la fomentation froide est surtout antiphlogistique.*

Obs. XLII. — (Idem). M. N..., 20 ans. *Forme ataxo-adynamique.* Début, 8 jours. — Compresses froides pendant quatre jours ; bains froids les six jours suivants. — Durée de la maladie, 18 jours : de la convalescence, 8 jours. — Guéri.

Le délire, qui avait persisté malgré l'emploi des compresses froides, disparut dès le premier bain (1).

---

(1) Sur six autres fièvres typhoïdes traitées par les fomentations froides seules, sans qu'il y eût de bain administré, M. le docteur Dupuy a eu deux morts.

Les compresses froides sont donc jugées comme antipyrétiques. Les *vessies de glace* seraient certainement d'un emploi beaucoup plus commode, mais on peut leur reprocher à juste titre : 1º de ne pas atteindre le but, à moins de couvrir la majeure partie de la superficie du corps (la réfrigération de la masse sanguine à l'aide d'une seule vessie de glace sur le front est au moins très-douteuse) ; 2º d'être douloureuses, soit par leur poids, soit par l'intensité du froid local qu'elles déterminent, et d'être ainsi pour le malade une cause d'agitation, au lieu de le calmer ; 3º d'obliger pendant longtemps le malade à une immobilité absolue.

Or, le bain n'est pas douloureux, loin de là, et son grand avantage est qu'il suffit de deux heures (huit quarts d'heure) de balnéation sur vingt-quatre pour avoir une réfrigération suffisante, tandis que vingt-quatre heures de vessies de glace sur vingt-quatre heures atteindraient tout au plus le but.

Obs. XLII. — (Clientèle particulière de M. le docteur Michel Rondet, de Miribel). Marie⸗M..., 8 ans. Du 9 au 29 octobre 1873. — Début, 8 jours. — Durée du traitement, 12 jours (16 au 28 octobre) ; de la maladie, 22 jours ; de la convalescence, 8 jours. — Guérie.

Obs. XLIV. — (Idem). Jaudeau, 32 ans, haute taille, embonpoint (poids, 100 kil.) ; deux attaques antérieures de rhumatisme articulaire aigu ; rien au cœur. *Forme grave.* — Début, 5 jours. — Durée du traitement, qui fut interrompu dès le troisième jour à la suite d'une syncope survenue dans le bain, 2 jours. — 16 bains ; défervescence le neuvième jour de la maladie. — Durée de la maladie, 24 jours ; *durée de la convalescence, quatre semaines.* — Guéri.

Ce qu'il y eût de remarquable dans cette observation, ce fut le défaut d'action des bains, après lesquels on ne constatait pas d'abaissement de la température, bien que l'eau fût à 20° et la durée du bain de quinze minutes ; bien plus, il y eut après le quinzième bain une élévation de 0°4 sur la température prise avant le bain, et la mensuration thermométrique avait été pratiquée par M. Rondet lui-même.

Qu'en conclure, sachant que l'eau froide ne peut pas ne pas refroidir, sinon que le mode d'application ne doit pas être univoque, absolu ? Si, dans les mêmes conditions de traitement, la température d'un malade s'abaisse de 0°1, celle d'un autre de 2° au plus, qu'elle puisse dans un troisième cas rester stationnaire, ne doit-on pas en chercher la cause, soit dans le génie morbide, soit dans le caractère particulier que lui imprime l'organisme sur lequel il sévit (1). J'ai parlé plus haut de l'individualisation de la méthode, c'est qu'il y a aussi individualisation de la maladie, c'est qu'il y a, pour l'appréciation de chaque fièvre typhoïde, un certain nombre de facteurs (causes cosmiques, somatiques, causes inconnues), variant entre de grandes limites et dont il faut tenir compte dans la clinique. Si les bains ne *refroidissent* pas, c'est qu'ils ne sont pas assez *froids*, assez prolongés, assez rapprochés et l'on n'a rien à craindre à les ordonner, par exemple, de 17°, de vingt minutes de durée, toutes les deux heures.

---

(1) Rœser a insisté d'une manière toute particulière sur la gravité de la fièvre typhoïde chez les personnes obèses. *(Schmidt's Jahrbücher*, B. 117, p. 103).

Si la LETTRE *de la méthode indique de donner des bains, son* ESPRIT *exige de refroidir.*

Une syncope survint dans le seizième bain ; elle fut sans gravité, le malade ayant repris ses sens avant l'arrivée du médecin, qui le vit un quart d'heure après et dut s'en rapporter au récit de la famille. J'ai discuté assez longuement plus haut cette complication ; je me suis même permis de développer sur sa genèse, sur sa situation vis-à-vis des bains froids, une opinion toute personnelle : il est donc inutile d'y revenir.

L'exaltation des symptômes typhiques (délire, sécheresse de la langue, etc.), à peine modifiés par le traitement (1), est expressément notée dans l'observation après la suspension des bains (demandée par la famille)

Il faut bien considérer aussi que la convalescence dura quatre semaines au lieu de huit à douze jours.

Epidémie de Curis (près Lyon).

Obs. XLV. — Clientèle particulière de M. le docteur Henri Rondet, de Neuville-sur-Saône). Enfant de 3 ans et demi. — Début, 8 jours. — Cessation du délire au troisième jour du traitement ; après six jours, bains toutes les six heures (température autour de 39°). — Durée du traitement, 14 jours ; de la maladie, 22 jours. — Guéri.

Obs. XLVI. — (Idem). Femme de 33 ans. — Début, 8 jours. — Disparition du délire après le troisième bain ; après 9 jours de traitement (dix-septième jour de la maladie), 3 bains dans les 24 heures. — Guérison le vingt-troisième jour.

Le mari de la malade, simple paysan, se crut de lui-même et avec grand sens obligé, la troisième nuit du traitement, de donner des bains toutes les deux heures, parce qu'il voyait, deux heures après le bain, l'agitation et la fièvre renaître, la température remonter à 40°. Le lendemain, M. le docteur Rondet constate une *pneumonie* à la partie moyenne du poumon droit (matité, souffle tubaire, expectoration caractéristique), et, malgré cela, maintient

---

(1) L'eau froide agit donc bien en tant qu'agent réfrigérant et non comme perturbatrice du système nerveux ou modificatrice de la sensibité générale et des fonctions de la peau, puisque l'inefficacité des bains coïncide précisément avec l'absence de réfrigération.

ce traitement avec une courageuse énergie, et ordonne l'application de compresses froides sur le thorax dans l'intervalle des bains (1). Trois jours après, disparition des symptômes thoraciques ; la malade ne prend plus de bain que toutes les sept ou huit heures.

Dans ce cas, on peut être tenté d'accuser les bains froids de cette pneumonie ; mais la pneumonie est une complication très-fréquente de la fièvre typhoïde (1/7 des cas d'après Grisolle, 1/6 d'après Louis), et elle ne s'est présentée qu'une fois sur les cinquante et quelques observations que je relate. En second lieu, c'est bien à une pneumonie typhoïde que nous avons affaire ici, à cette.... pneumonie spéciale, sorte de pneumonie asthénique dans laquelle il y a plus d'hyperhémie passive que de franche inflammation, pneumonie qui ne se manifeste qu'après un développement lent, progressif de la congestion, en un mot pneumonie hypostatique... (langage de la plupart des auteurs), puisqu'il n'y a eu ni douleur ni râles crépitants, puisque en trois jours tout avait disparu.

Seules les compresses froides sur le thorax (action antiphlogistique locale) auraient pu la prévenir ; seules elles en ont précipité la guérison (j'ai dit que les bains froids avaient peu d'action sur les symptômes thoraciques, que ceux-ci relevaient du poison typhique et non de l'excès de température).

Obs. XLVII. — (Idem). Enfant de la malade précédente, 2 ans et demi. — Début, 6 jours. — Bains toutes les trois heures pendant 6 jours, puis

---

(1) Voilà l'esprit de la méthode ! Il faut « *s'imposer la loi d'effacer entièrement de sa mémoire toutes les théories et les notions communes, pour recommencer tout et appliquer de nouveau aux faits particuliers son entendement bien aplani et, pour ainsi dire, tout ras.* » (Bacon). C'est ainsi qu'on arrivera peu à peu à traiter les pneumonies par les bains froids, en suivant la voie soupçonnée par Campagnano *(Observatore medico.* Napoli, 1837), suivie par Liebermeister, Ziemssen (1867), Fismer (1873), qui, *en luttant avec les bains froids contre les complications dépendant de l'état fébrile dans la pneumonie,* ont abaissé de plus de moitié la mortalité de cette affection.

C'est du reste Brand le premier (1861) qui a établi, par une étude rigoureuse de ce qu'il appelle « *der degenerirte Typhus,* » non-seulement l'innocuité, mais encore l'effet salutaire du froid contre les accidents thoraciques.

toutes les six ou huit heures, puis deux bains par jour (1). — Guérison le vingtième jour.

Obs. XLVIII. — (Idem). La sœur du précédent, âgée de 6 ans. — Début, 3 jours. — Durée du traitement, 13 jours. — Guérie.

Obs. XLIX. — (Idem). Mme B..., vigneronne, 30 ans (son habitation est située à vingt minutes de celle de l'enfant qui fait le sujet de l'observ. XLIII). — Application du traitement dès le premier septénaire. — Durée du traitement, 12 jours.— 75 bains; défervescence le quatrième jour, après 34 bains. — Guérie.

Les symptômes cérébraux disparurent rapidement. Comme la température restait très-élevée, que l'abaissement après les bains était de 2 à 4/10 seulement, M. le docteur Rondet prescrit, dès le cinquième jour, des bains de 18°, de vingt minutes de durée, et, à partir de ce moment, l'état général s'améliore rapidement, l'abaissement étant de 1° au moins après chaque bain.

Obs. L. — (Idem). Charbonnel, 4 ans et demi (même habitation que les malades des obs XLIV, XLV, XLVI). *Fièvre typhoïde type.* — Durée du traitement, 8 jours. Les bains sont donnés toutes les trois heures pendant les deux premiers jours seulement; plus tard leur nombre diminue assez rapidement. Il n'y eût, pour ainsi dire, pas de convalescence.

Chez ce malade, la température rectale s'abaissait de plus de 2°, souvent de 3° après chaque bain. Il est très-intéressant de comparer le cas avec ceux chez lesquels il n'y a point d'abaissement thermique après le bain et de rechercher les causes d'une pareille divergence (2). Il est aussi très-important de savoir qu'on peut impunément abaisser de 3° la température d'un fébricitant en quelques minutes; l'observation montre en outre que l'ascension fébrile en était d'autant plus lente, puisque, dès le troisième jour

---

(1) C'est-à-dire deux fois seulement en vingt-quatre heures, la température, mesurée toutes les trois heures, s'élève au-dessus de 38°5.

(2) La *masse* des animaux joue un rôle des plus importants dans les phénomènes du refroidissement : plus la masse de l'animal est petite, plus est grand aussi le refroissement en un temps donné pour une même température (Béclard, p. 473).

Les surfaces ne varient que comme les carrés, tandis que les volumes varient comme les cubes, un corps qui pèse, par exemple, huit fois plus qu'un autre de même forme ne présente qu'une surface quadruple, et est par suite proportionnellement deux fois moins exposé aux contacts refroidissants.

du traitement, le malade ne prend plus que trois à quatre bains dans les vingt-quatre heures.

Obs. LI. — (Clientèle particulière de M. le docteur Grabinski, de Neuville-sur-Saône). Benoît Fédy, 8 ans. Décembre-janvier 1874. — Début, 3 jours. — Durée du traitement, 10 jours. — 86 bains; défervescence le sixième jour. — Durée de la maladie, 13 jours ; convalescence très-courte.

Dans l'intervalle des bains, des compresses glacées étaient maintenues sur la tête, préalablement rasée, et des lotions froides pratiquées toutes les heures. La maladie suivit une marche très-régulière, et les bains, au nombre de huit pendant les cinq premiers jours, furent réduits à six dès que la défervescence apparut. Comme personne dans la famille ne savait lire, la température était prise deux fois seulement par jour par M. le docteur Grabinski lui-même.

Au reste, le traitement de Brand pourrait à la rigueur se passer de thermomètre.

« Juergensen exige, comme condition absolue de l'hydrothé-
« rapie de la fièvre typhoïde, que la température soit mesurée
« toutes les deux ou quatre heures, jour et nuit, pendant des
« semaines, et rejette les signes d'*opportunité du bain* (*Badezeit*)
« que j'ai indiqués (1) ; il ajoute : *Sine thermometro nullâ the-*
« *rapia*. Je dois protester énergiquement contre une pareille
« assertion. Si Juergersen avait voulu faire entendre par là que
« l'observation sans thermomètre n'a pas de valeur clinique, rien
« de mieux ; mais qu'il ne soit pas possible, sans thermomètre,
« de traiter (avec succès) la fièvre typhoïde par l'eau, c'est une
« pure erreur. Le traitement de la fièvre typhoïde par l'hydro-
« thérapie est parfaitement, facilement même praticable sans
« thermomètre. Si l'assertion de Juergensen était fondée, le procès

---

(1) Ces symptômes sont très-sensibles, même pour les profanes : agitation, délire, chaleur, rougeur des joues et du nez. Ce dernier symptôme, signalé par Brand (1861), est, lorsqu'il se présente, pathognomonique de l'exacerbation : on constate, indépendamment de toute déclivité, une rougeur *inégale* et une turgescence des deux joues, de sorte que l'*une d'elles seulement* présente une coloration rouge obscur.

L'infirmier privé de thermomètre devra savoir que ces symptômes coïncident avec la cessation de l'effet du bain (effet qui doit durer deux heures au moins, si le bain a été assez froid et assez prolongé) et sont une indication formelle à le renouveler.

« de l'hydrothérapie serait jugé en dernier ressort, puisqu'elle
« serait inabordable pour le *gros* (*sic*) des médecins et serait à la
« portée de quelques exceptions seulement.

« Bien loin de moi l'idée de vouloir déprécier la valeur de la
« thermométrie dans l'hydrothérapie de la fièvre typhoïde. Au
« contraire, je suis volontiers d'avis que, seul, le médecin sera
« toujours exactement renseigné sur l'état de la maladie, qu'il
« connaîtra toujours le degré précis de la température.... je
« repousse seulement ceci, que le thermomètre soit indispen-
« sable au succès (1). »

Ceci est bien évident ; j'ai dû citer ces paroles afin de réfuter
la grave objection fondée sur l'impossibilité, surtout à la cam-
pagne, de mensurations thermométriques aussi multipliées. Mais
alors il faut avoir sous la main des garde-malades intelligents et
observateurs (comme celui de l'observ. XLVI), tandis que, avec
le thermomètre, leur conduite est presque mathématiquement
tracée d'avance, automatique.

Obs. LII. — (Idem). Jean Fédy, frère du précédent, 5 ans. De janvier
à février 1874 (2). *Forme grave.* Début, 8 jours. — Durée du traitement,
12 jours. — 82 bains. Pendant les cinq premiers jours, comme la température dépassait 41° le soir, des lotions froides furent pratiquées toutes les
demi-heures et des compresses froides appliquées continuellement sur la
poitrine et le ventre dans l'intervalle des bains (3) ; défervescence le
septième jour. — Durée de la maladie, 20 jours. — Guéri.

Obs. LIII. — (Idem). Françoise Fédy, 46 ans, a soigné ses enfants
(Obs. LI, LII) et leur a consacré ses nuits. — 16 janvier, 12 février ; durée
de la maladie, 27 jours. — 1ᵉʳ bain, le quatrième jour après le début. —
Durée du traitement, 22 jours ; défervescence le quinzième jour ; pendant
les deux jours qui ont précédé la défervescence, la durée des bains fut fixée

---

(1) *Die Heilung des Typhus*, p. 63.

(2) Les trois observations suivantes appartiennent au mois de février et
ne devraient, par conséquent, pas rentrer dans mon cadre, mais il m'a paru
utile de faire exception en leur faveur afin de réunir en un seul groupe tous
les cas de fièvre typhoïde traités à Curis par la méthode Brand : il y a eu là une
épidémie toute locale, et le rôle des bains froids en face de cette épidémie
peut être apprécié à part. Il est évident que la conclusion de mon travail ne
peut reposer que sur les cas traités de juillet 1873 à janvier 1874, et que ces
trois observations doivent être éliminées de ma statistique, pour figurer dans
celle des mois suivants.

(3) C'est là encore l'*esprit* de la méthode.

à 20 minutes, parce que la température restait élevée. — Quatre jours après son dernier bain, elle surveillait le traitement de son enfant (obs. LIV) et la faisait elle-même baigner.

Obs. LIV. — (Idem). Jenny Fédy, 10 ans, qui prit la fièvre typhoïde, bien qu'elle eût été éloignée de la maison paternelle dès le début de la maladie de son frère, 22 janvier, 25 février. — Durée de la maladie, 34 jours. Le traitement est rigoureusement appliqué à partir du huitième jour. — Durée du traitement, 25 jours ; défervescence le seizième jour. — Convalescence, 6 jours. — Guérie.

Obs. LV. — (Idem). Antoine Fédy, 48 ans ; du 26 janvier au 3 mars. — Durée, 36 jours. *Forme adynamique grave.* Sept jours après le début, on commence les bains (la T. dépasse 41°). — Les bains furent irrégulièrement donnés pendant les premiers jours, l'une des garde-malades s'étant alitée, l'autre « ne pouvant abonder à tout, car elle a d'autres malades à mettre dans le bain et deux enfants convalescents de fièvre typhoïde qui demandent sans cesse à manger (!) » ; aussi, le huitième jour du traitement (quinzième de la maladie), après une suspension forcée des bains pendant huit heures en l'absence du médecin, il y a une telle aggravation des symptômes que M. le docteur Grabinski et M. le docteur Rondet, appelé par lui en consultation, jugèrent la situation désespérée et le malade « dans un état où « certainement il devrait mourir par les moyens en usage avant la méthode « Brand. Après un examen attentif, nous sommes d'avis qu'il n'y a aucune « contre-indication et que c'est le cas ou jamais de persister dans le mode « de traitement commencé. T. 41°2. Nous remarquons une éruption con- « fluente de taches rosées à la partie supérieure de la poitrine, s'étendant « sur le moignon de l'épaule.

« Il nous promet de se mettre au bain ; mais, après un quart d'heure « d'attente, pendant lequel il me dit qu'il va se baigner, voyant qu'il ne « le fait pas, je le plonge moi-même dans l'eau à 19° et fais durer le bain « pendant vingt minutes. Depuis ce moment, il n'a plus cherché à se sous- « traire aux immersions. » — Défervescence six jours après (quatorzième jour du traitement). — Durée du traitement, qui fut prolongé à cause d'excès alimentaires, 29 jours. En pleine convalescence (le 3 mars, la T. varie entre 37°2 et 38°).

Ainsi donc, sur 11 cas (obs. XLIV à LV) traités à Curis, où sévissait une épidémie de fièvre typhoïde, il y a eu 11 guérisons. Mais l'importance d'un tel résultat sera bien plus significative lorsqu'on aura lu les conclusions suivantes, que MM. les docteurs H. Rondet et Grabinski ont bien voulu, sur ma prière, joindre à leurs observations :

Notes et réflexions sur une épidémie de fièvre typhoïde
par les docteurs H. Rondet et Grabinski.

« Depuis quelque temps, on discute sur la valeur du traitement de Brand dans la fièvre typhoïde. En présence de contradictions plus apparentes que réelles, nous croyons devoir être utiles en rapportant ce que nous avons observé pendant une épidémie qui a sévi à Curis, commune de 400 habitants environ. 20 cas de fièvre typhoïde se sont présentés dans un laps de temps de six mois et ont été soignés par deux méthodes différentes.

« Une première série se compose de *neuf* typhiques ; nous les avons traités avec le quinquina, le vin, le bouillon et une alimentation en rapport avec l'état de chacun : sur ce nombre il y a eu *quatre décès*.

« Un résultat aussi défavorable nous a engagés à suivre une autre voie. Le mémoire de M. F. Glénard venait de paraître et nous traçait une nouvelle ligne de conduite avec des garanties sérieuses : nous n'avons pas hésité. *Onze* fièvres typhoïdes ont été traitées par la méthode de Brand, que nous avons cherché à appliquer avec autant de rigueur que possible ; à partir de ce moment, nous n'avons plus perdu un seul malade. Ces faits parlent d'eux-mêmes et se passent de tout commentaire.

« La méthode par les bains froids, toute barbare qu'elle paraît, a été cependant acceptée sans trop de difficulté. Aujourd'hui les résultats sont là, et nos simples paysans, qui jugent par les faits, se soumettront à l'avenir, le cas échéant, à ce mode de traitement sans hésiter.

« Nous ne voulons pas faire ici l'histoire de nos malades, dont les observations seront rapportées — trop succinctement peut-être — dans un autre article ; nous voulons simplement relater quelques particularités.

« On a accusé les bains de prolonger la diarrhée au delà des limites ordinaires. Rien de semblable ne s'est présenté chez aucun de nos malades ; les selles ont toujours été de moins en moins fréquentes, à mesure qu'on s'éloignait du début de la maladie ; elles avaient même à ce moment de la tendance à se mouler ; il y a eu dans certains cas une constipation réelle.

« L'irrégularité dans l'administration des bains nous a toujours paru apporter une influence défavorable.

« Nous ne voulons pas passer sous silence le fait de cette pneumonie bien caractérisée, survenue avant la défervescence, pneumonie qui est entrée rapidement en résolution sous l'influence de nouvelles immersions ; enfin, cet autre fait, déjà relaté ailleurs, que le bain froid n'empêche pas l'écoulement des règles et n'est pas contre-indiqué à cette époque.

« Nous terminons cette courte notice, en nous déclarant parfaitement convaincus de l'efficacité de la méthode de Brand, — à la condition qu'elle soit bien appliquée —, et nous allons au devant des objections qu'on pourrait être tenté de nous faire, en engageant les incrédules à essayer pour leur propre compte. »

CONCLUSIONS.

> .... Mais l'*induction* vraiment utile dans l'invention ou la démonstration des sciences et des arts fait un choix parmi les observations et les expériences, dégageant de la masse, par des exclusions et des réjections convenables, les faits non concluants ; puis, après avoir établi un nombre suffisant de propositions, elle s'arrête enfin aux affirmatives et s'en tient à ces dernières....
>
> BACON.

a. Le traitement de la fièvre typhoïde par les bains froids n'est pas nuisible.

Sur 52 fièvres typhoïdes (je laisse de côté les trois dernières observations, qui appartiennent au mois de février) traitées à Lyon ou dans les environs et suivant la méthode Brand par seize médecins, du mois de juillet 1873 au mois de janvier 1874, il y a eu 52 guérisons. Ce chiffre comprend 34 hommes, 11 femmes, 7 enfants.

Trois cas, sur 52, ont présenté des complications : le premier (observat. XXI, syncope, entérorrhagie) fut soumis au traitement le treizième jour : traitement tardif ; dans le second (ob's. XLIV, syncope), les bains n'abaissaient pas la température : traitement irrégulier ; dans le troisième (obs. XLVI, pneumonie), il n'y eut pas de compresses froides : traitement incomplet.

Ainsi donc, sur 4,000 bains froids environ, 4 seulement ont

été suivis d'accidents qu'on pourrait tout aussi bien rejeter sur la maladie elle-même, accidents, du reste, qui n'ont pas nécessité d'interruption dans le traitement (sauf l'obs. XLIV, où elle fut demandée par la famille), et se sont rapidement dissipés.

b. Le traitement par les bains froids est utile, supérieur aux autres modes de traitement.

En premier lieu, nous avons démontré, nous l'espérons du moins, que ce traitement repose sur une base physiologique bien assise, et c'est déjà quelque chose, en thérapeutique, que de savoir ce qu'on fait, ce qu'on veut, d'avoir, en un mot, pour se conduire dans l'application, ce qu'on a appelé avec raison un « fil médicinal. »

En second lieu, il faudrait, à la vérité, pouvoir dire que ces 52 fièvres typhoïdes ne constituent pas une série exceptionnelle de 52 cas favorables, qui tous auraient guéri, quelque fût le mode de traitement employé. En d'autres termes, il faudrait pouvoir établir que sur ces 52 cas, 13 se seraient terminés par la mort (la moyenne des décès dans les hôpitaux de Lyon étant, pour la fièvre typhoïde, de 25 %), si l'on avait employé le traitement habituel.

C'est là ce qu'il est impossible de prouver autrement que par approximation.

Or, il est juste de noter que la proportion de 52 guérisons sur 52 cas est inouïe à Lyon ; que le traitement par les bains froids n'a été appliqué que dans les cas graves, tandis que dans les statistiques habituelles on compte, sous la rubrique de fièvre typhoïde, toutes les fièvres muqueuses et autres typhicules, naturellement éliminés de la nôtre (comme ayant pris moins de 40 bains), et, enfin, que 8 malades sur 52 ont été soumis au traitement après le douzième jour, alors que, les médicaments refusant toute action, le pronostic était fatal et les bains adoptés comme ultime ressource.

Mais nous devons faire plus encore avant de conclure.

De même que, par des raisons longuement développées plus haut, j'ai dû écarter de ma statistique le cas de mort de la salle Saint-Pothin (soumis au traitement 25 jours après le début), comme ne rentrant à aucun titre dans les cas qui peuvent servir à une juste et rigoureuse appréciation de la méthode et de l'aphorisme de Brand; de même j'élimine, et pour le même motif, les cas de guérison, au nombre de cinq (obs. **XVII, XXVIII, XXX, XXXI, XLIV**), vis-à-vis desquels la méthode Brand a joué un rôle peu significatif, ou dans lesquels elle n'a pas été régulièrement appliquée.

Après avoir ainsi « dégagé de la masse, par des exclusions et des réjections convenables, les faits non concluants, » et nous être de la sorte entouré des meilleures garanties d'une légitime et rigoureuse induction, nous pourrons écrire :

Cas traités par la méthode Brand...... **47**
— guéris   —   **47**

Les conclusions s'imposent tout naturellement :

I. La *méthode de traitement*, qui exerce la plus favorable influence sur la marche et l'issue de la fièvre typhoïde est celle qui, prenant en considération l'élévation morbide de la température (peu nous importe maintenant que le rôle, attribué à la chaleur fébrile, soit fondé ou non) et la tendance adynamique de la maladie, a pour principes : *réfrigération, alimentation continuelles* du malade (MÉTHODE DE BRAND).

La statistique dressée sur 6 à 8,000 fièvres typhoïdes traitées par cette méthode depuis l'ouvrage de Brand, en Prusse, en Autriche, en Russie, donne une mortalité de 4, 5 à 7, 5 % au lieu de celle, 18 à 25 %, que donne la méthode médicamenteuse.

II. Le *procédé thérapeutique*, qui répond le mieux à l'indication : refroidir, est celui qui consiste : 1° à traiter par l'eau froide dès le début de la maladie et jusqu'à la fin de la défervescence ; 2° à prévenir ou combattre chaque exacerbation et maintenir les rémissions ; 3° à administrer, dans ce but, de grands bains froids (1) répétés jour et nuit (d'après les règles indiquées plus

---

(1) Brand, en 1861, formulait le demi-bain tiède, avec affusions froides. Lorsque les travaux de Juergensen (1866) eurent montré l'innocuité des grands bains froids (et même glacés) Brand se rallia à ce nouveau procédé, qu'il a définitivement adopté comme le plus sûr, le plus praticable.

Mentionnons, en passant, que c'est surtout depuis Jüergensen et Ziemssen (1866) que la thermométrie rectale a été substituée à l'axillaire, moins précise, moins fidèle et moins prompte.

haut) ; des compresses froides, des lavements froids, de l'eau glacée en boisson dans l'intervalle des bains (PROCÉDÉ DE BRAND).

Cette proposition est justifiée par notre troisième conclusion :

III. L'aphorisme de Brand, qui dit :

Toute fièvre typhoïde traitée régulièrement et dès le début par l'eau froide sera exempte de complications et guérira,

est vrai jusqu'à ce jour (1). Il en est de même de l'aphorisme :

Toute fièvre typhoïde dégénérée ou traitée tardivement (après la 1re période) *présentera plus de chances de guérison avec l'eau froide, régulièrement administrée, qu'avec tout autre mode de traitement.*

Sur nos 47 cas, en effet, il y en a eu 8 traités après le douzième jour. Si j'y joins le cas de mort de la salle Saint-Pothin, on aura ainsi 8 succès sur 9 cas, proportion éloquente si l'on songe que, dans ces conditions, le traitement par les bains froids a été appliqué comme dernière ressource, alors que le pronostic devenait funeste, malgré l'emploi des médicaments.

Le corollaire :

Toute fièvre typhoïde traitée par l'eau froide, qui présentera des complications ou ne guérira pas, n'aura pas été traitée régulièrement et dès le début,

est parfaitement logique, et Brand ne saurait nous reprocher de l'avoir formulé.

C'est à démontrer la vérité de cette dernière proposition que nous serviront les insuccès ; car il y aura toujours des insuccès, en admettant même que la méthode fût universellement acceptée dans toute sa rigueur : je n'en veux pour preuve que les cas foudroyants qui tuent les malades deux ou trois ou huit jours après

---

(1) Bien que l'induction la plus légitime (celle qu'on s'est complu à taxer d'enthousiaste) ait permis à Brand de formuler son aphorisme et nous autorise aujourd'hui à le confirmer avec la plus sincère conviction, nous ne nous dissimulons pas que, pour le plus grand nombre, le raisonnement inductif paraîtra insuffisant à justifier la réponse telle que nous l'avons donnée, à cette question : Une fièvre typhoïde traitée régulièrement et dès le début *peut-elle mourir ?*

Mais l'avenir, et nous n'avons jusqu'à présent nulle raison d'en douter, répondra également « *non* », à condition toutefois qu'on veuille bien donner au terme « début » son véritable sens clinique.

qu'ils se sont alités (1), soit que le début ait été latent (*typhus ambulatorius*), soit que le malade ne se soit mis au lit qu'à la dernière extrémité, auxquels cas, la méthode ayant été appliquée apparemment au début, l'aura été réellement, lorsque déjà la fièvre typhoïde avait atteint sa seconde période. L'autopsie montrera alors des lésions ultérieures au dixième jour (jour moyen, d'après Griesinger et la plupart des auteurs, de la détersion des ulcères intestinaux) et prouvera que le début anatomique avait précédé le début des symptômes subjectifs.

---

(1) A titre d'exemple, je citerai l'observation suivante de Brand, parce qu'un examen peu scrupuleux, peu clinique, *pourrait* la faire considérer comme un échec de la méthode :

« Obs. 31. Fièvre typhoïde très-grave ; évolution lente au début, puis tout à coup précipitée ; le neuvième jour, coma profond, mort imminente. début du traitement par l'eau froide ; mort douze heures après.

« W. volontaire, 18 ans, robuste, élancé, blond, se sent fatigué, sans savoir au juste ce qu'il éprouve, du 18 au 25 juillet 1860. Tantôt il se lève, tantôt il ne peut quitter le lit ; son mal de tête se dissipe sous l'influence d'un laxatif ; la fièvre est modérée, il se plaint surtout d'un accablement sans limites. Le 25, la fièvre typhoïde se caractérise, et par des symptômes si alarmants, que le médecin traitant est réduit, dès le lendemain, à porter le pronostic le plus funeste. La nuit dernière, coma persistant : un bain tiède avec affusion paraît procurer quelque soulagement. Appelé aujourd'hui 27 juillet, à quatre heures du soir, à traiter le malade par l'hydrothérapie, je le trouve plongé dans *le plus profond coma*, avec *contractures*, 146 pulsations. T. 40°6.... »

Inutile de poursuivre. Est-ce bien là, de bonne foi et en bonne vérité, ce qu'on peut appeler : traiter dès le début ? Non. *Une fièvre typhoïde dont le pronostic est fatal, une fièvre typhoïde qui se terminera par la mort en douze heures n'est plus à son début.*

Brand dit à propos de cette observation :

« .... S'il est des cas dans lesquels mon traitement a réussi, bien
« qu'il n'y eût apparemment que peu ou pas de chances de guérison, il est
« évident que ce ne peut être toujours la règle. La prudence exige, à la
« vérité, de n'aborder les cas désespérés qu'avec la plus grande circons-
« pection, mais il sera difficile, et pour les autres aussi bien que pour moi,
« de rester inflexible devant une famille désolée qui demande s'il n'y a pas
« une dernière tentative de salut ; et cela d'autant plus que j'ai vu surve-
« nir la guérison dans des cas pour lesquels tout espoir avait semblé perdu.
« C'est à l'avenir qu'il appartient de décider lesquels, de ces cas, justifient
« une dernière tentative... » *(Die Hydrotherapie des Typhus*, p. 249)

La citation suivante me paraît également très-opportune :

« Rendre la santé à tous les malades serait sans doute une chose plus
« désirable que de prévoir les événements ; mais elle est impossible. Les
« uns sont enlevés par la violence du mal, avant d'avoir appelé de médecin,
« d'autres meurent aussitôt après. Certains ne survivent qu'un jour, quel-
« ques-uns un peu plus : de sorte que l'art *n'a pas toujours le temps* d'op-
« poser ses ressources à la maladie. » (Hippocrate, *Traité des pronostics*, chap. i.)

Je n'ai pas besoin d'ajouter que de pareils faits se présenteront très-exceptionnellement dans la clientèle civile, et que, dans les hôpitaux, la mortalité de la fièvre typhoïde, réduite à ce minimum ne dépassera pas 4 ou 5 pour 100.

En dehors de ces conditions, il restera, pour expliquer l'échec d'un traitement régulier et institué dès le début, les cas à diagnostic impossible et moins rares qu'on ne croit, dans lesquels la tuberculose miliaire aura été traitée pour une fièvre typhoïde (1).

Comme dernière conclusion :

IV. Les résultats obtenus, à Lyon, par l'application de la méthode Brand au traitement de la fièvre typhoïde, justifient son adoption dans les hôpitaux de cette ville, encouragent, exigent même sa propagation aussi bien dans la clientèle particulière que dans les établissements hospitaliers.

Nous attendons maintenant avec confiance le verdict de nouveaux faits expérimentaux, beaucoup plus concluants encore que toutes les discussions théoriques.

---

(1) Le 9 mars, en effet, mourait une malade à la salle Sainte-Clotilde, après quarante-trois bains, bien que le traitement eût été institué dès le début et régulièrement poursuivi. C'était là un échec réel devant lequel il fallait s'incliner. Fort heureusement pour la méthode Brand, l'autopsie put être pratiquée et, en présence de quatre chefs de service de la Croix-Rousse, dénota : *tuberculose miliaire ; absence totale des lésions de la dothiénentérie.*
Sans vouloir en tirer plus de conséquence qu'il n'est juste, je puis bien mentionner ceci, que la seule autopsie (à part la mienne), pratiquée à Lyon sur une fièvre typhoïde morte malgré les bains froids, révélo une tuberculose miliaire. (Lire le procès-verbal de la Société des sciences médicales, séance du 1er avril 1874.)

(Communication faite à la Société des sciences médicales).

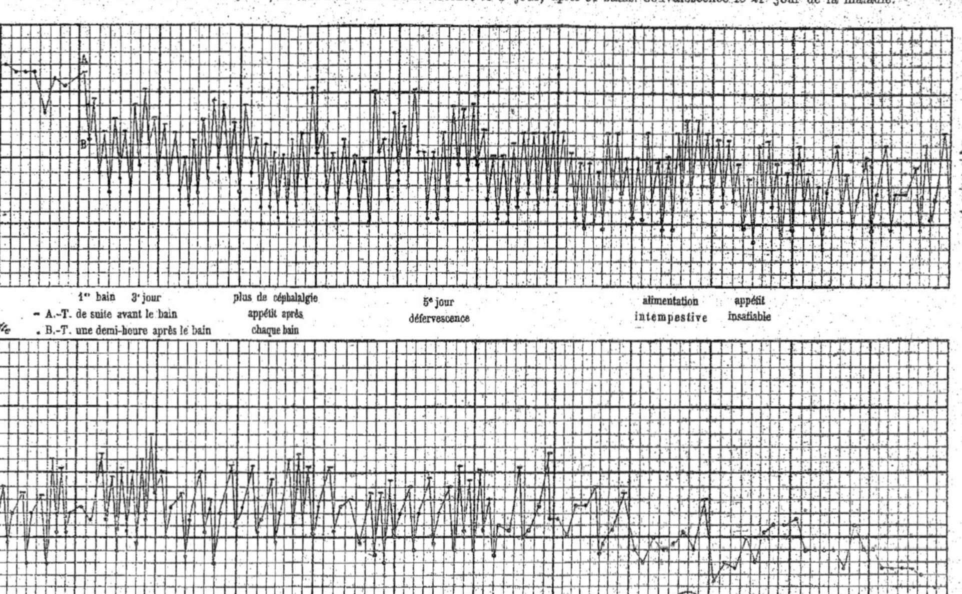

La température rectale du malade est mesurée toutes les trois heures, jour et nuit, et, chaque fois qu'elle dépasse 38° 5, il est plongé dans un grand bain froid de 20° c., pendant 15 minutes. Le signe (-) indique chaque bain. En outre, la T. est prise une demi-heure après chaque bain. Pour avoir une idée encore plus juste que ne l'indique la courbe de la marche des températures, il faut se souvenir que la T. prébalnéaire persiste un quart d'heure à 20 minutes au plus, tandis que la durée de la postbalnéaire est au moins de 2 heures.

Les lignes verticales foncées séparent les jours comptés de minuit à minuit. Le premier bain est administré à 1 heure du matin, et les suivants à 4 h., 7 h., 10 h. du matin; 1 h., 4 h., 7 h., 10 h. du soir, et ainsi de suite. Chaque nycthémère est divisé, par sept ordonnées, en intervalles de 3 h. chacun.